AF281116

Wer heilt hat
HALLUZ

**Physiotherapie ist auch nur Massage.
Irgendwie.**

André Hupfer

Vorwort

Hey, hallo! Mein Name ist André. Ich bin Physiotherapeut. Seit 2012 darf ich mich so nennen, und seitdem habe ich einiges erlebt. Wie so viele Physios, wirst du jetzt denken! Klar, das glaube ich auch. Ich glaube ja sogar, dass mein Leben im Vergleich zu anderen eher langweilig war. Ich bin eher langweilig, glaube ich.

Naja, es geht auch nicht darum, wie spannend mein Leben ist. Es geht eher darum, wie sich mein physiotherapeutischer Werdegang entwickelt hat, wie ich zu dem Therapeuten geworden bin, der ich heute bin. Natürlich gibt es da auch die ein oder andere lustige kleine Story aus meinem Leben, auf die ich nicht verzichten wollte. Na, okay, wenn es danach ginge, wäre das Buch um einiges dicker – oder es würde länger gehen, je nachdem, ob du dies liest oder hörst. Ich dachte mir, als Hörbuchvariante käme das Ganze super. Insofern kannst du auch gerne meiner engelsgleichen Stimme lauschen. Wenn du mich fragen würdest: Hör es dir gerne an, auch nebenbei. Es wird sich zwar etwas vom eigentlichen Text unterscheiden, und nein, es spricht kein Uve Teschner, aber ich hoffe dennoch, dich damit entertainen zu können. Vielleicht erlebst du hier und da sogar einen Aha-Effekt oder denkst: „Hm, so habe ich das noch gar nicht gesehen!" In jedem Fall wünsche ich dir viel Spaß und vergiss nicht, während des Lesens hin und wieder zu lächeln. Denn das ist es, was wir in schwierigen Situationen manchmal ein bisschen mehr brauchen: ein Lächeln. Aber bitte, bitte, bitte erwarte kein vollendetes literarisches Handwerk. Dafür bekommst du Echtheit und eine gewisse Portion Entertainment. Also, kurz, knapp und ein wenig zwinkernd selbstverliebt: Du bekommst mich.

Viel Spaß!

Unbekannterweise, Dein André

Vom Back-Up MC zum Physiotherapeuten

1985, Montagnacht, circa 01:00 Uhr. Ein paar Wolken am Himmel versuchen, das Mondlicht daran zu hindern, den Boden der Erde zu erreichen, doch sie scheitern kläglich. Ihr Scheitern wird sichtbar durch die Rotfärbung des Blutmondes, und allein die Größe des Mondes ist so imposant, dass selbst die dichteste Wolkendecke aufreißt und blutverschmierte Wattebällchen am Firmament zurücklässt.

Was sich so epochal nach dem Beginn eines Fantasy-Romans anhört, beschreibt nur die sichtbare Situation des Himmels in der Nacht, in der ich geboren wurde. Aber im Grunde möchte ich gar nicht so weit zurückspulen. Klar, ich könnte jetzt allerhand darüber erzählen, wie ich meine Kindheit verbrachte, wie meine Schulzeit mich prägte, welche Hobbys ich hatte und welche eigentlich armseligen Nachmittage ich damit verbrachte, das Fernsehprogramm gedanklich durchzugehen und zu entscheiden, was ich schaue – ohne zu zappen. Das Programm zu kennen, war eines meiner Hobbys. Ebenso könnte ich davon erzählen, wie ich für meine erste Ausbildung von einem Dorf in eine Großstadt zog, dort das tatsächliche süße Leben kennenlernte und mich Hals über Kopf darin verliebte. Die Ausbildung habe ich auf gut Deutsch „verkackt", aber dennoch würde ich diese vier Jahre als positiv prägend bezeichnen.

Oder ich könnte davon erzählen, wie ich umher tingelte, durch die Straßen von Jena, vergeblich einen Job suchend – als was auch immer. Es ist nämlich ein gravierender Unterschied, ob du eine Ausbildung abschließt oder nur beendest. Als Angehöriger der zweiten Kategorie landet man schnell über eine Zeitarbeitsfirma am Fließband für Tiefkühlpizzen oder bei einer Restmüllanlage als Sortierer. Natürlich möchte ich nicht sagen, dass dies niedere Jobs sind, aber mit circa 20 Jahren sich in einer Zeitarbeitsfirma ausschlachten zu lassen?

Nein, das war nicht mein Weg. Zum Glück konnte ich dieses Kapitel in meinem Leben relativ schnell abhaken.

Denn weißt du, noch weit davor, als ich 17 Jahre alt war, lernte ich Kool Savas kennen. Nein, nicht live – „SadFact": ein trauriger Punkt in meinem Leben ist, das mein erstes Konzert generell als Fan, erst mit über 30 Jahre war und dann auch noch bei Kool Savas. Leider muss ich ein „wäre" einfügen, denn genau an diesem Tag hatte mich die Magen-Darm-Grippe erwischt. Seitdem hatte ich keine Gelegenheit mehr dazu.

Ach Savas, falls du das lesen oder hören solltest: Mein Wohnzimmer ist nicht riesig, aber so ein Wohnzimmerkonzert wäre nice. Aber ganz ehrlich, ich würde mich lieber mit dir auf einen Tee treffen, quatschen, Blödsinn machen und zuschauen, wie unsere Jungs miteinander Fußball spielen.

Ebenfalls waren Eminem und 50Cent meine Kings. Ich konnte jeden ihrer Texte auswendig. Ich wollte auch auf der Bühne stehen, wollte den Fame, wollte, dass mich jemand respektiert und zu mir aufschaut. Selbst Bushido feierte ich eine Zeit lang – damals war er noch bei Aggro Berlin. Jedenfalls dachte ich, dass dieser Traum real werden könnte. Ich wollte verdammt nochmal Rapper werden.

Vor allem, nachdem ich meine Schauspielkarriere in der Schule an den Nagel hing. Eigentlich wäre ich ein guter Schauspieler gewesen, doch damals hatten wir einen Schulauftritt in einem Behindertenheim. Ich bekam vertrauensvoll die Rolle des Esels der Bremer Stadtmusikanten. Ich war der kleine inoffizielle Star. Zumindest redete ich es mir schön, da ich die Basis war, das Fundament, aber anscheinend bleibt ein Esel, ein Esel. Und ich, der Esel, verpasste seinen Einsatz.

Ich hatte noch nie wirklich einen behinderten Menschen gesehen. In der ersten Reihe fiel mir ein junger Mann auf. Er machte seltsame Bewegungen und Geräusche. Ich war so fasziniert, falls man das so sagen kann, dass ich nicht bemerkte, wie mein Einsatz immer näher rückte. Plötzlich stupste mich jemand hart von der Seite an und flüsterte „Aaaandreeee!". Denn der Esel ging immer näher heran in seiner unkontrollierten Faszination. Eigentlich hätte er seit zwei Minuten weiter hinten stehen sollen, damit die anderen Tiere auf seinem Rücken sein konnten. Ach, war das peinlich. Seitdem hatte ich einen Knacks, der zu

4

Lampenfieber führte. Mich da rauszukämpfen hat lange gedauert. Umso erstaunlicher, selbst für mich, war es, dass ich die Eier hatte und die Chance wahrnahm, Backup-MC zu sein. Ja, das ist richtig: Backup-MC von Doppel-U, heute bekannt als CRZA. Ich lernte ihn bei einem seiner kleinen Gigs in Jena kennen. Keine Ahnung warum, vielleicht war ich von der Mittagssonne beflügelt, aber ich ging einfach auf ihn zu und sprach ihn an. Damals hatte ich keinen Rap-Kumpel. Ich wollte einfach jemanden, mit dem ich rappen konnte, der auch Ahnung hatte. Wir sprachen miteinander, auch wenn ich das Gefühl hatte, das er eher genervt war von mir. Dennoch trafen wir uns seitdem immer wieder mal und lernten uns Stück für Stück besser kennen. Ja, man könnte sagen, wir wurden Freunde. Und dann war es so weit: Sein damaliger Backup konnte nicht mehr, und eine große Tour in Schweden stand an. Auch wenn er vielleicht keine andere Wahl hatte – meine Rapskills wurden stetig besser, also wurde ich von ihm gepickt.

Der kleine Nichtsnutz, der zu diesem Zeitpunkt nichts vorzuweisen hatte, bekam eine Woche Zeit, um die Texte eines ganzen Konzerts zu lernen. All das passte perfekt: Ein Star wollte ich schon immer werden und ich hatte die Möglichkeit im Ausland eine Tour zu spielen, auf einer Bühne, auf zig Bühnen und die erste Bühne war riesig für einen NoName Rapper.

Wahre Geschichten und noch mehr

Was soll ich sagen? Ab hier beginnt nun die Geschichte, und nein, ich lehne mich nicht an Aussagen wie „basierend auf einer wahren Begebenheit" an. Nö, das hier ist tatsächlich eine wahre Geschichte – mit einem pikanten Abschluss. Und ich meine nicht anzüglich pikant, sondern eher im provokanten Sinne, bitter pikant.

Also, da war ich nun: Backup-MC. Der erste große Schritt nach meiner missglückten Ausbildung fühlte sich an wie: „Yeah, bald bin ich ein Star!" Doch Pustekuchen. Klar, wir waren gefragt, oder besser gesagt: mein Homie war gefragt. Aber wir waren nie so erfolgreich, dass ich hätte sagen können: „So kann es weitergehen." Ganz im Gegenteil.

Die wenigen 100 Tage im Jahr, die ich in meinen eigenen vier Wänden verbringen durfte, waren armselig und wirklich viel verdiente ich nicht. Auf Tour brauchte ich zwar nichts, da alles organisiert wurde, aber selbst die monatlichen 465 Euro gingen fast komplett für die Miete von 350 Euro drauf. Aber dennoch war ich happy. Ich mein ich hatte weniger Kontakt zu den eh schon wenigen Bekannten und ich hatte auch kein wirkliches Hab und Gut, geschweige denn die Möglichkeiten dieses zu erwerben.

Ich war einfach nur froh, dass ich nicht mehr im Hinterzimmer eines Büros schlafen und mich am Waschbecken mit kaltem Wasser waschen musste. Ja, das ist einer der Gründe, weshalb ich heißes Duschen lieben gelernt habe. Ich bin kein Luxusfanatiker oder Warmduscher, aber wenn du im Winter nur ein Waschbecken mit kaltem Wasser und keine Heizung hast, wird jeder Besuch in einem Hotel mit einer ausgedehnten Dusch-Session eingeweiht.

In meinem damaligen 35-Quadratmeter-Einzimmerapartment mit Singleküche gab es sogar eine Badewanne. Herrlich, ich fühlte mich wie ein König! Obwohl ich Heute immer noch eher Fan von Duschen bin, Je größer, desto besser, ich will gefühlt in der Dusche spazieren gehen können und in jedem Winkel der Dusche benetzte werden vom Wasser. Außerdem eignen sich große Duschen wunderbar für... naja... guter Übergang für das nachstehende Thema. *Zwinkersmiley*

Neben dem Dasein als armer König war ich zudem einsam. Klar, ich hatte Bekanntschaften, aber viele meiner Freunde waren nicht mehr da. Entweder lebte man sich auseinander, oder die Wege trennten sich durch Umzug und Job. Zum Glück fand ich irgendwie immer Anschluss. Damals surfte ich noch durch StudiVZ und hoffte, die eine oder andere Perle klarzumachen.

StudiVZ - ein Ort für Studenten, um sich zu connecten oder neue Leute kennenzulernen, aber es waren natürlich sämtliche andere Menschen ohne Studentenbackground online. Im Grunde nutzten es einige, wenn nicht sogar alle als eine riesengroße Singlebörse. Tatsächlich war es aber ein verschwitzter Moment im Uma Carson Club, der alles veränderte – wenn auch erst Monate später. Das Uma war bekannt für seine Hip-Hop-Partys, genau mein Ding. Ich war zwar nie der Typ fürs Abschleppen, aber auch ich hatte die ein oder andere Bekanntschaft gemacht. Zwinker. Mit freshen dancemoves kann ja eigentlich auch nichts schief gehen. Vor allem wenn der allgemeine männliche Partygast eher am Rand steht und guckt, einfach nur guckt.

Bis zu den besagten Monaten war es aber noch ein langer weg. Zig Touren waren geplant. Alles wurde organisiert: vom Auto über selbstgeschmierte Schnitten, zum Sound - Equipment, bis hin zur Kuscheldecke für die stundenlangen Fahrten.

Alles stimmte. Und wehe es fehlte das Klinkenkabel um den PC mit der Soundanlage zu verbinden, dann wäre die Tour gelaufen. Du wirst jetzt sagen: „Ey, Easy. Geh doch Mediamarkt." Tja! Ja, das ist richtig. Aber wenn man sich in einer Schule inmitten irgendeiner Pampa in der Ukraine befindet - Pampa deshalb, da ich mich nicht auskenne, die Sprache nicht beherrsche und die nächstgrößere Stadt über eine Stunde entfernt war - um einen Workshop zu absolvieren plus ein Konzert, dann fährst du nicht einfach so 2 Stunden, um in dieser Stadt eine Art Mediamarkt zu finden für ein Klinkenkabel, von dem du nicht weisst, ob es dieses Dort überhaupt gibt. Aber wir waren jung, voll nett, charmant und gutaussehend. Außerdem haben wir starke Stimmen und eine exzellente Soundkulisse, sodass wir auch a capella den Shit durchziehen konnten. „Yeah, wer sagte etwas von wegen wir wären Rookies?"

Genauso vergingen die Wochen und Monate und dann, an einem der wenigen Tage, an denen ich zu Hause war, traf ich mich mit Freunden in einer Art Jugendclub. Keine Ahnung, warum wir dort waren, aber mir fiel eine Frau auf. Seltsam von Frau zu sprechen. Ja biologisch waren wir Männer und Frauen, aber irgendwie fühlten wir uns noch so jung aber auch nicht mehr so jung um uns als Jungen und Mädchen zu betiteln. Auf jeden Fall war Sie da. Aber sie wirkte nicht gerade interessiert. Sie hatte eher so einen genervten Blick aufgesetzt. So ein Blick, der einem klar und deutlich vermittelt, dass man gerade im falschen Moment, am falschen Ort, der falschen Person ins Gesicht blickt.

Umso erstaunlicher war es, als ich später eine Nachricht von ihr erhielt, und zwar über,

ich bitte um Trommelwirbel, DAMDAMDAMDAM!!! GENAU: SudiVZ!

Nachdem Jahrelang eine Spinne ihr Netz gesponnen hat und es sich so eingestaubt anfühlte machte es Bing.

Ich sah den Absender und verzog die Augenbraue: „Bekomme ich jetzt einen genervten Smiley als Nachricht?"

Was meine Äuglein allerdings lasen, war alles andere als genervt und lies mich Lächeln. Und wie ich gelächelt habe.

Mein derbes Grinsen hätte mir glatt die Rolle des Jokers bescheren können, wäre ich den Weg des Schauspielers gegangen.

So blieb mir nur der Weg zu Netto, um mir einen 1000g Pott Schokopudding zu kaufen und eine 1€ - teure DVD im Ramschsortiment von der ich aber nichts mitbekam, da ich nur grinsend versuchte diesen Pudding zu essen. Wie ich hinterher aussah, muss ich niemanden detailliert erklären,

Was sich anfänglich wie der Werksaustausch zweier Autoren entwickelte, da wir unentwegt Romane hin und her schickten, ging über in unser erstes Treffen. Es war einfach ein „Perfect Match!". Wir trafen uns live – in Farbe und bunt - und es war wirklich nice. Es wurde nicht körperlich, auch wenn es schwer war sich zusammenzureißen. Doch da war etwas, dass man nicht einfach so mit einem ZickZack abhaken wollte. Magie. Unser erstes unwissentliches „verschwitztes" Treffen im Uma Carlson, als mein verschwitzter Arm sie auf Grund meiner ausladenden dancemoves berührte, endete mit einem alles entscheidenden Treffen auf dem Dach des Uma Carlson. Dort besiegelten wir mit einem Kuss unser Schicksal.

Und ja, sie ist es Heute noch, nur ist sie nicht mehr meine Freundin, sondern meine Frau. BOOM!

Ein neues Kapitel beginnt

Du fragst dich sicher, warum ich das ganze Liebesgeplänkel erzähle?

3 Worte reichen - Sie war Physioptherapeutin!

Genau, sie war sozusagen der treibende Faktor – wenn auch nur indirekt – dafür, dass ich ebenfalls Physiotherapeut werden wollte.

Ich hatte damals keine Ausbildung oder zumindest keinen Abschluss in einer Ausbildung, war fast das ganze Jahr auf Tour, verdiente verpuffende Beträge und machte mir so langsam tatsächlich Sorgen um die Zukunft. Wie zur Hölle sollte ich meiner zukünftigen Frau und vielleicht sogar meinen Kindern – also meiner Familie – etwas bieten können?

Mit einem Job als nichtsverdienender BackUp - MC, der nie zu Hause ist und durch die rosarote Brille betrachtet in Zukunft vielleicht die Möglichkeit hat, ein erfolgreicher Rapper zu sein oder mit der Aussicht auf eine zumindest geringverdienende Stelle als Hilfskraft, da ich keine abgeschlossene Berufsausbildung habe… WIE SOLL DAS GEHEN?

Also fiel die Entscheidung: Ich benötige etwas Solides. Ich werde Physiotherapeut. Ja ich weiß, der ein oder andere Kollege kann sich nach dieser Aussage ein Schmunzeln nicht verkneifen aber ey, du warst auch mal an einem Punkt, an dem du die gleiche Entscheidung getroffen hast.

Ich hatte damals in der 10. Klasse ein Praktikum in einer Physiopraxis gemacht – und fand es grauenvoll. Es war dunkel, es gab nur alte und behaarte Menschen, Öl und Cremes für Füße und Knubbel am Rücken, verschiedene Gerüche - ein ungelungener Mix aus Käse und Klosterfrau Melissengeist. Ha, als ob das überhaupt jemals gelingen würde. Es war absolut weird. Ich durfte sogar jemanden den Rücken vorbereiten mit Massagecreme. Durfte. Durfte? Also ob das ein Privileg wäre einem behaarten alten Mann den Rücken einzucremen.

Ich mein, ich war 15 Jahre alt. Hätte es keine 25 Jahre alte heiße Mieze sein können. Damals gab es keine Pandemie, der man mit einem Mund-Nasen-Schutz begegnete. Leider, denn bei einer Fußbehandlung in diesen Gefilden wäre das das mindeste an Schutzkleidung. Natürlich ist es Betrachtungsweise und diese hier entspringt einer Wahrnehmung von einem kindlichen 15-jährigen Hirns.

Aber durch meine Freundin lernte ich, dass Physiotherapie mehr war als das. Gerade der Bereich des Sportphysiotherapeuten und auch die Chiropraktik sprachen mich an. Und als Kampfsportler – ja, ich habe jahrelange Erfahrung in verschiedenen Kampfkünsten – sah ich darin eine sensationelle Kombination.

Zum Glück gab es auch damals schon das Internet. Ich konnte somit alles herausfinden, was wichtig wäre, um diese Ausbildung zu beginnen. Um überhaupt zu wissen, ob ich diese Ausbildung wirklich machen möchte. Ich suchte mir eine Schule aus, die in der Nähe war. Gar nicht so leicht. Ich lebte damals in Jena. Dort gab es nur eine staatliche Schule die direkt an die Uniklinik angegliedert war und mehr oder weniger sich die Auzubildenden aussuchen konnten. Außerdem war dort Bewerbungsstop. Mein Entschluss fiel also auf Bad Sulza, ein kleines süßes Kurstädtchen. Kennt keiner, aber das stört mich nicht. Das Einzige, was mich störte, die Ausbildung kostet Geld. Ja, wirklich. Ich bekomme keine Kohle, ich muss abdrücken, 120€ im Monat, also bleibt nur Schüler-Bafög. Der Zeitdruck wuchs und wir wissen alle, welch bürokratische Hürden in Deutschland zu meistern sind. Zudem musste ich noch zu einem Vorstellungsgespräch aka Einstellungstest. Ja, genau, Einstellungstest. Darauf war ich ja überhaupt nicht vorbereitet, aber was sein muss, muss sein. Ich fuhr hin und war ziemlich abgeklärt. Ich hatte ja Ansicht nichts zu verlieren. Zudem war ich um einiges Selbstbewusster als noch 5 Jahre zuvor. Mit mir saß ein anderer, dickerer junger Mann im Wartezimmer. Wir schrieben unsere Tests und das wars, mehr nicht. Ein paar simple Fragen reichen also aus um Physiotherapeut werden zu dürfen. Easy, dachte ich mir. Sporttest gibt's nicht, oder? Vielmehr gab es, wir beide waren Spätzünder, anscheinend war die Klasse nicht voll besetzt und sie suchten noch 2 leere Hüllen um diese beiden Plätze, die ja auch Geld bedeuten, füllen zu können, also reicht ein simples Fragespiel, um festzustellen, dass man hoffentlich nicht komplett Banane ist. In Anbetracht der Fragen, wie sollte es auch anders sein, habe ich den Test bestanden und mein dicker Kompagnon auch. So kann es weitergehen. Das Schüler-Bafög wurde tatsächlich bewilligt und für mich gab es jetzt nur noch eines zu tun: Ich muss mich entscheiden. Machen oder nicht machen? Und mein Entschluss stand fest.

Innerhalb weniger Wochen sollte es also so weit sein. Ja, sollte. Leider, war da noch ein Projekt, welches ich aufgrund meiner jahrelangen Zugehörigkeit nicht einfach so mit einem Fingerschnippen beenden kann. Mein Rap Homie, Chef und zugleich Freund konnte ich nicht einfach so innerhalb von paar Wochen verlassen. Das brach mir das Herz, aber es gab keine andere Option. Entweder bleibe ich dort hängen und versage total, da auch ich älter werde und die Möglichkeiten zur Berufsausbildung schwinden mit jedem Jahr ein wenig mehr, oder ich treffe eine folgenschwere Entscheidung auf 2 unterschiedlichen Wegen.

Ich mein, die Karriere ist vorbei, so viel stand fest. Sie war ja noch nie wirklich da. Es blieb somit nur diese eine Option:

Weg 1 - reinen Tisch machen, klären, Bauchschmerzen, ungute Gefühle, Heulerei.

Weg 2 - Einfach abhauen.

Das bei Weg 2 der ganze Rest auch mit dabei ist, bedachte ich in dem Augenblick nicht. Wir hatten, wie im Jahr zuvor, gerade ein Sommercamp am Laufen mit Breakdance, Graffiti und Rapworkshops. Es war cool. Aber ich fühlte mich auch ein wenig verloren - Ich bin weder Breakdancer, noch Graffitikünstler, noch bin ich der Mittelpunkt im Rapworkshop. Was ich natürlich nicht sein muss. Ich habe andere Qualitäten die wertvoll sind und eine Bereicherung darstellten. Dennoch, ich wollte und vor allem musste einfach nur weg. Die Strategie lautete also aus den Augen, aus dem Sinn. Ich machte mich heimlich aus dem Staub. Zig Anrufe, die ich missachtete, zig Nachrichten, die ich nicht las. Ich schrieb ein paar Zeilen, per SMS und schob lange Zeit ein klärendes Gespräch von mir weg. Bis heute schäme ich mich dafür und würde am liebsten diese Entscheidung rückgängig machen und Weg 1 wählen. Ein sauberer Abschluss. Aber der Faktor Zeit drängte mich und ließ mich die falsche Entscheidung treffen.

Ok! Off-topic: Es tut mir leid, Bro. Viele Worte habe ich schon verloren, aber wenn du das lesen oder hören solltest, mir bedeutet jeder Moment, den ich mit dir gemeinsam erleben durften, sehr viel und ich bin dir unendlich dankbar dafür.

Danke.

So, zurück zur Storyline da. War ich also. Ein Typ Anfang 25 lediglich Realschulabschluss, meine bisherigen Träume anscheinend Hirngespinste und insgesamt keine wirklichen Perspektiven, aber endlich das Gefühl, einen Weg zu beschreiten, der mich voranbringt. Verantwortung für mich alleine, nein, das konnte ich anscheinend noch nie, doch jetzt führe ich eine Beziehung. Jetzt habe ich nicht nur für mich allein eine Verantwortung. Und das merkte ich schon an Tag 1 in der Schule. Ich war sehr gut drauf, fühlte mich sogar wirklich schlau. Ich denke, das liegt am Alter. 9 Jahre vorher war das anders, das neue Leben außerhalb eines verschlafenen Dorfes ließ mich damals verrückt spielen. Diesmal bin ich schlauer. Diesmal ziehe ich das durch. Und was soll ich sagen, es klappt. Ich bin fokussiert und der Stoff fällt mir ziemlich leicht. Vieles ist tatsächlich sehr logisch und benötigt kein tiefgründiges, explizites Lernen. Meine Ordnung, naja, die ist nach wie vor eine Katastrophe, aber dennoch komme ich ziemlich gut zurecht. Das Chaos beherrscht das Genie oder wie auch immer das war. Es gab Fächer, die ich natürlich gehasst habe, ich meine, jeder kennt sie. Eins davon war die Hydrotherapie. In der Hydrotherapie arbeitet man unter anderem mit Güssen.

Nein, keine Ergüsse, das ist eine andere Art der Therapie. Bei Güssen wird mit kaltem Wasser aus einem Schlauch z.B. dein Bein in ganz bestimmter Abfolge umspült. Das Wasser kommt dabei aber nicht herausgespritzt, sondern läuft eher heraus. Dabei stehst du da im besten Fall nackt. Du darfst natürlich ein Handtuch um dein Becken herum halten, easy. Doch kommt es zum Oberschenkelguss, wird es gefährlich. Denn dann musst du dein Handtuch heben oder zumindest Stück für Stück nach oben ziehen, da der Schlauch bis zur Leiste geführt wird. Als Mann solltest du dann penibel darauf achten, dass dir nichts aus dem Handtuch herausrutscht.

Ich gebe Entwarnung. Das Wasser ist so kalt, dass dir nichts rausrutschen kann.

Anders sieht es aus bei der UWDM. Der Unterwasserdruckstrahlmassage. Du liegst dabei nackt in einer Wanne. Sie ist gefüllt mit klarem, zum Glück warmem Wasser.

Dein Mitschüler oder Mitschülerin muss dich mit einer Art Düse, welche an einem Schlauch befestigt ist und aus dem Wasser mit hohem Druck herauskommt, unter Wasser, in einer vorgegebenen Reihenfolge, je nach Problematik, Gliedmaßen oder Rücken, „massieren". Es fühlt sich eigentlich ganz angenehm an.

Ich mein vorher war die Sorge, dass während des Oberschenkelgusses dir etwas herausrutscht und deinem Mitschüler oder Mitschülerinnen dieses etwas ins Gesicht plumpst, während er oder sie vor dir hockt. Doch diese Sorge war überflüssig. Jetzt danach, bei der UWDM, liegst du allerdings bin der Wanne und hast aufgrund des kalten Wassers vom Oberschenkelguss die Sorge, dass man mit Kichern beginnt, wenn du nackig, als optischer Eunuch in der Wanne liegst. Ich habe es wirklich gehasst. Das sind Kapitel, die man am liebsten ausblendet. Ja, ich weiß, sie sind insgeheim, aber auch ziemlich lustig. Diesbezüglich stand jedenfalls ein Mitschüler splitterfasernackt in einem komplett gefliesten Bereich. Ich selbst war an einer anderen Stelle und klatschte mittels schnell rotierender Bewegungen eine nasse Lappenspitze auf den Rücken eines Mitschülers. Bitte, bitte, bitte, wir lassen das jetzt einfach so stehen, um den Raum für Fantasy freizuhalten. Frag dich nicht weiter oder schick mir einen Leserbrief. Fakt ist, das auf einmal ein gewaltiger Schrei aus dem anderen Ende des Raumes erklang, indem der besagte splitterfasernackte Mitschüler stand. Der

Gedanke von Gefahr kam nicht auf, ganz im Gegenteil. Dafür war der Schrei mit seiner Schwingung eher einem Lachen zuzuordnen. Es machte sich Sensationsgeilheit breit. Wir sprinteten los, rutschten auf nassen Pfützen aus, schubsten Wassereimer um und blieben abrupt vor einem Kommandozentrale ähnlichen Steuerelement stehen, dass der Brücke auf dem Raumschiff „Enterprise" von Star Trek ähnelte. Geordie La Forge und Data standen am Pult und betätigten verschiedene Hebel. William Riker hielt einen Schlauch und ich würde annehmen, der menschlich wirkende Nacktmull im gefliesten Bereich war passend zur Analogie einer der Borg, der die volle Ladung Wasser über sich ergehen lassen musste, in Form eines rasanten Spritzgusses. Mit kaltem, klarem Wasser. Kraftwerk wäre Stolz auf euch. Jean-Luc Picard aka die Lehrerin für Hydrotherapie schritt ein, schmunzelte hämisch, aber wies dann doch Geordie, Data und Nummer 1, William Riker an, diese unsägliche, aber sehr spaßige Sauerei zu unterlassen. Denn das war erst der Programmpunkt für die nächste Stunde. Hm, rückblickend betrachtet war das trotz der Sinnlosigkeit des Faches eine sehr lustige Zeit. Warum Sinnlosigkeit? Bis eben hast du sicher nichts von Hydrotherapie gehört und wenn doch, dann nur, weil du selbst die Physiotherapieausbildung oder die Ausbildung zum Masseur und medizinischen Bademeister genossen hast. Nette Anwendungen, aber die Relevanz im Bereich Physiotherapie geht gen 0. Aber was darf man von einem Curriculum erwarten, welches älter ist als man selbst? Ich würde lachen, wenn es nicht eigentlich sehr traurig wäre. Das zog sich durch die gesamte Ausbildung. Wir lernten Massagetherapie mit verschiedenen Griffen und Abfolgen für verschiedene Erkrankungen und Wehe, du machst keinen Anhakegriff, sondern einen anderen. Denn jeder magische Fingerdreher auf der Haut des Patienten in seiner speziellen Abfolge, löst eine andere Reaktion in der Muskulatur aus. Ich würde schon von Zynismus sprechen, aber es ist eher eine Tatsache, dass die Analogie dazu so ist, als würde man versuchen, ein Bettlaken zu glätten, in dem man auf der darauf ausgebreiteten Decke herumdrückt. Ja, ich weiß, ein schwacher Vergleich, aber ich wünsche dennoch viel Erfolg, probiere es einfach mal. Gibt anscheinend Gurus, die dies tatsächlich schaffen. Genau wie diese gemeine Elektrotherapie. Gefühlt 1000 verschiedene Einstellungen und Möglichkeiten, den Patienten unter Strom zu setzen, mit unterschiedlichen Intensitäten und Frequenzen aber am Ende ist es einfach ein Strom.

Diese Fächergruppe Hydrotherapie, Elektrotherapie und Massagetherapie waren meine absoluten Hassfächer. Ich sah von Anfang an nie den Sinn dahinter, es wirkte absolut abstrus, dass dies überhaupt etwas bewirken könnte und der Patient so etwas wie Heilung erfährt. Dann lieber manuelle Therapie. Das war verdammt interessant. Die Vorstufe zur Chiropraktik, also die Therapie, bei der ein geschulter Arzt dich einrenkt, was man auch deutlich hören kann. Das war für mich der absolute Höhepunkt. Umso interessanter war diese manuelle Therapie für mich, denn in ihren Grundzügen befähigte sie einen, dies irgendwann einmal ebenfalls zu können. Und das ging mit jedem Gelenk, ob Wirbelsäule, Knie, Hüfte, Sprunggelenk. „Du hast eine Einschränkung in der Bewegung oder Schmerzen? - mobilisiere das Gelenk mittels manueller Techniken."

Wenn das nicht klappt, dann renke das Gelenk ein. Was für ein Highlight. Der Weg war also vorbestimmt, sobald die Ausbildung vorbei ist, macht man als erstes die manuelle Lymphdrainage und dann noch die manuelle Therapie. 2 Therapiemöglichkeiten, die anscheinend die stärksten sind und wirklich Heilung bringen. Das ist der allgemeine Tenor, also wird das mein Weg. Danach kann man sich immer noch in Richtung Sportphysiotherapie austoben oder vielleicht sogar die geheimnisvolle Osteopathie.

Aber zuerst, eins Nach dem anderen. Ich habe ja noch nicht einmal den Abschluss.

Ach, wenn ich schon daran denke. Schriftliche Prüfungen. Ich muss einfach ran glotzen, lernen, verknüpfen, Finger saugen, fertig. Aber praktische Prüfungen am Patienten? Das wird ne harte Nuss. Ich erinnere mich noch immer an meinen aller ersten Patienten im ersten klinischen Praktikum in der Uniklinik Jena. Imposantes Gebäude allerdings war der Empfang an dem Tag etwas rau. Der Chef sowie die angestellten Physiotherapeuten waren Mangelware. Zum einen im Urlaub, zum anderen krankgeschrieben. Ich erhielt einen Ausdruck über die jeweiligen zu behandelnden Patienten auf den verschiedenen Stationen und den Satz: „Gut, dass du da bist. Es fehlen einige Kollegen. Hier ist dein Zettel, hier deine Station, los geht's."

Ja, auf eine Art ist dieses ich stoße dich ins kalte Wasserprinzip ok, auf der anderen Seite ist es schon echt fies. Ich stand also da vor dem ersten Zimmer. Immer wieder spürte ich die Blicke der herumschwirrenden Pflegekräfte. Ich hörte Ichre Stimmen: „Wat will der denn hier?", „Ich habe dich im Blick, Pico!" oder „Hoffe du hast Ahnung von dem, was du machst!"

Für mich war es der erste Kontakt mit einem echten Patienten. Kein Rollenspiel mit einem der andere Schüler oder ein behaarter Mann auf einer Behandlungsliege der massiert werden möchte. Man war ich aufgeregt. Was muss ich eigentlich machen, was war mein Auftrag, wie gehe ich vor? Holy Crab, wer bin ich eigentlich?

So ist die Realität

Ich klopfte an und trat ins Patientenzimmer ein und da lag sie, die eine Patientin. Deutliches Übergewicht, ca. 40 Jahre alt.

Sie lag auf dem Rücken, der Bauch nackt und darauf war etwas Tiefschwarzes zu sehen, großflächig über den ganzen Bauch, mit einem Schlauch dran, der zu einer Art Kasten führte. Das war das Einzige, was ich sehen, bzw. wahrnehmen konnte in diesem Augenblick. Meine Worte waren dementsprechend ein Zerwürfnis aus Buchstaben, die sich zu wirren Worten in noch abstruseren Sätzen zusammenfügten. „Name Hallo, André mein, ist später wieder kommen ich Physiotherapie." So, oder so ähnlich. Es war wirklich ein grausiger Moment. Wäre es nur die Patientin allein, wäre das alles gar nicht so schlimm gewesen, naja, schon aber nicht so exorbitant. Doch die Situation, dass sie da lag und sowas für mich undefinierbares, noch nie gesehenes Schwarzes am Bauch hatte, war einfach ein harter Trigger. Wa isst das? Was kann ich damit machen? Kann ich überhaupt was machen? Im Nachhinein stellte sich für mich heraus, dass sie eine Bauchoperation hatte. Leider entwickelte sich eine Wundheilungsstörung. Sie bekam zur Unterstützung der gestörten Wundheilung eine Vakuumpumpe, das heißt, über die Wunde wird eine Art Stoff bzw. Schwamm platziert und eine dünne Folie, damit alles quasi luftdicht ist. In diesem Stoff steckt ein Schlauch, der zu einem Gerät führt. Dieses Gerät ist eine Pumpe und sorgt dafür, dass kontinuierlich ein Sog besteht, der entstandene Abfallstoffe, also Wundsekret mit beinhaltenden Toxinen durch Bakterien, aus der Wunde abtransportiert. Diese Abfallstoffe und das Wundsekret sind an sich normal bei einer Wunde. Bei einer Wundheilungsstörung ist dieses Sekret aber zusätzlicher Ballast, da an diesem oftmals auch zusätzliche Keime sind. Auf jeden Fall sah es sehr erschreckend aus. Doch im Laufe der Zeit, hat man nach gefühlt eintausendmal tief durchatmen eine Pferdelunge erlangt, ist mega entspannt und auf jeden Fall immer routinierter und sorgenfreier, bevor man das Patientenzimmer betritt. Klar, man wächst mit seinen Aufgaben. Allerdings auf den ersten Kontakt mit dem Tod kann man niemanden vorbereiten. Es mag klischeehaft klingen, aber meine allererste Patientin ist verstorben. Sie hat die Problematik mit der Wundheilungsstörung leider nicht überlebt. Ich hatte auch keinen wirklichen Kontakt mit ihr, da eine physiotherapeutische Behandlung an diesem Tag sowieso nicht mehr indiziert gewesen war, nachdem ich Rücksprache halten konnte mit dem einzig verbliebenen festangestellten Physio. Das war die Realität, die einem so nie begegnet.

Unteranderem durch dieses Erlebnis, gewann ich eine Erkenntnis. Ich werde niemals im Krankenhaus arbeiten. Ich mag das Setting im Krankenhaus einfach nicht. Ich will das, was jeder Physio macht. Ich möchte auch der Guru sein, der einen schnellen Move macht und der Patient ist wieder gerichtet und schmerzfrei. Einen Sportler wieder fit machen oder sogar den Profisportler unterstützen. Am besten in der Praxis, in der eigenen Praxis der Held sein, anerkannt, geachtet, beliebt. Fame! Yes, genau das. So lange muss ich aber erst mal die Ausbildung machen und die Praktika absolvieren, welche nur in Kliniken stattfinden.

Um mir etwas dazu zuverdienen, arbeitete ich nebenbei in einer Therme. Anfangs hatte ich Sorgen, dass das alles nicht zu schaffen wäre mit der Schule, Freundin und Training. Aber es war dann doch gar nicht so stressig. Anfangs arbeitete ich im Restaurant der Therme. Restaurant war übertrieben. Die Gäste saßen in einem Bereich mit Handtuch und Badesachen bekleidet und holten sich an der Theke das, was sie wollten, bezahlten an der Kasse und nahmen wieder platz. Ich war hauptsächlich in der Küche und spülte Geschirr. Coole Geschirrspülmaschine. Man stellte das Geschirr in einen Korb, klappte eine Haube runter und 20 Sekunden später war alles sauber und teilweise auch schon wieder trocken. Ein Traum für jeden Haushaltsdaddy. Irgendwann wechselte ich vom Restaurant in den Saunabereich. Dort war ich quasi auf mich allein gestellt, fast schon der SaunaBoss. Das war um einiges stressiger, aber dennoch angenehmer, da ich niemanden hatte, der ständig meine Arbeit verbessern wollte. So einige Gäste waren auch immer wieder Strange. Die nervigsten Gäste waren diejenigen, die aus 10 Meter Entfernung mir zuriefen, was sie gerne hätten. „Ey, ein Pils!". Dann stoppten sie und setzten sich an die Bar. Lediglich mit einem Handtuch bekleidet. Ist ok, dachte ich mir. Textilfreie Zone, Saunalandschaft, doch es gab auch diejenigen, die zur Bar kamen und nichts trugen. Und mit nichts meine ich NICHTS. Das Einzige, was etwas Nacktheit verdeckte, war das Armband mit dem Bezahlchip am Handgelenk. Dann saßen sie nackig mit ihren kurz abgeduschten Körpern, als ob sie nach dem Saunagang plus der nachfolgenden Dusche nicht doch noch schwitzen würden auf dem Barhocker und tranken ihr Pils.

Ich muss ja zugeben, der Job an der Bar hat mir mega viel Spaß gemacht, aber er war logistischer Wahnsinn. Jeder, der die mathematischen Grundrechenarten beherrschte, wusste, dass dies mit einer Person nicht aufgehen kann. Bestellung aufnehmen am Tisch als auch an der Bar, Tisch abräumen, Spülmaschine einräumen, Spülmaschine ausräumen, Kaffee machen, Kuchen servieren, verschiedene Milchshakes machen, Bier zapfen, Softdrinks servieren, Tische abwischen, Behälter auffüllen, kassieren am Tisch, kassieren an der Bar. Ich hätte nach dem 3. schon längst beenden können, oder?

Sonntags gab es ab und an einen Spezialtag, da kam ein Indianer. Ich weiß nicht, ob ein echter oder doch eher ein falscher, also ein Fakeianer. Für ihn wurde ein riesiges Tipi aufgebaut. In diesem fanden ebenfalls Saunaaufgüsse statt mit Kräuterzusatz. Was das für Kräuter waren, kann ich nicht sagen, aber man munkelt, dass die eine oder andere Kräuterwolke die Geister der Saunagänger benebelten. Ein paar schwebten immer um das Tipi herum. Im Nachhinein muss ich sagen, dass es eine sehr tolle Ausbildungszeit gewesen ist. Allein schon, weil ich Menschen kennenlernen durfte, die ich sehr mochte. Wir haben teilweise richtig heftige Nächte gehabt. Grölend, lachend und auch ab und zu mal über den Durst trinkend. Die letzten Wochen der Ausbildung waren gedanklich grauenvoll. Ich habe alle Prüfungen bestanden, das war natürlich genial. Doch irgendwie fühlte ich mich leer und einsam, ohne Ziel. Klar, ich wusste, dass ich nach Würzburg ziehe, da meine Freundin dort zu studieren begann und mich hier nicht wirklich etwas hielt. Aber diese Wochen des Aufbruchs, nachdem man 3 Jahre regelmäßige Abläufe gewohnt war und das in gewohnter Umgebung... Man, ich war eigentlich glücklich und wusste, wohin ich will. Aber manche Gefühle kommen einfach so und lassen sich nicht so gut beschreiben.

Zeit für die großen Dinge des Lebens

Dazu kam die Frage, was meine ersten Schritte als Physio sein sollten. Gute Frage. Allgemeiner Konsens war unbedingt die Fortbildung der manuellen Lymphdrainage zu absolvieren. „Die geht ja nur 4 Wochen und die kannst du dir easy bezahlen lassen vom Arbeitsamt." Yes! Ich mag diese schnellen Infos. Diese Mutmacher, diese Mindsetverstärker, diese… HALT! So easy, wie dahergesagt ist das nun auch wieder nicht. Doch nicht jedes Arbeitsamt oder Sachbearbeiter geht damit genauso easy um. Ich hatte da so ein Jobangebot in einer Praxis. Der Chef war ziemlich steif. Ja, das war er, aber sowas von. Der Inbegriff von Stock im Ar…! Neben seinem Auftreten als Besenstiel, präsentierte er sich ebenso als Koryphäe im Bereich Physiotherapie hier in Würzburg. Klar ließ man sich relativ schnell beeindrucken, schließlich hatte ich als Neuling keinen Dunst. Zum Glück wollte er mich einstellen. Natürlich nur um einen Nutzen zu haben, in dem ich die Fortbildung zur Manuelle Lymphdrainage absolviere und dann Patienten „Lymphdrainagieren" konnte, als Kassenleistung. Ja das heißt nicht so, aber ich finde die Begrifflichkeit dennoch ganz amüsant. Was das genau ist, dazu kommen wir später, versprochen. Jedenfalls verfasste er mir einen Mehrzeiler, in dem Stand, dass er mich einstellen würde, wenn ich die Fortbildung der manuellen Lymphdrainage hätte. Mit diesem wunderbaren Türöffnenden Zettel ging ich zu meiner damaligen Sachbearbeiterin der Arbeitsagentur, denn warum soll ich 1500€ ausgeben, wenn das Arbeitsamt dies auch tun kann? Ich hatte schon öfter mit ihr zu tun und das letzte Mal hat sie mich eiskalt abserviert. Sie war der Meinung, ich solle mir doch bitte einen Arbeitgeber suchen, bei dem keine Fortbildung verlangt wurde, um einen Job zu bekommen. Im Nachhinein hat sie tatsächlich recht. Wie kann man von einem jungen Menschen verlangen, nach einer offiziellen Vollzeitausbildung mit Staatsexamen, die im Übrigen monatlich über 3 Jahre 120,00€ kostet, eine Fortbildung zu absolvieren, die zum einen 4 Wochen dauert und zum anderen nochmal 1500,00€ kostet? Mieser Deal, der aber leider fast schon zum Standardprozedere gehörte. Aber dafür habe ich ja jetzt den Zettel.

Mein Secondary Skill. Also ließ ich ihre Standardsätze voller Ruhe auf mich einprasseln. Ihre Augen wurden immer größer, denn diese Sätze prallten an mir ab. Ich war sowas von Bulletproof Baby. Es befriedigte mich zu dem die Tatsache, dass sie in Ihrer Kartei so gut wie keine Gesuche hatte und diejenigen die sie hatte, waren tatsächlich mit Voraussetzung der manuellen Lymphdrainage. Jackpot. Aber um nochmal richtig zu rocken, holte ich meinen Zettel raus. Langsam wie ein Samurai, der sein Katana leicht aus der Scheide mit dem Daumen schob um dann blitzschnell zu zuschlagen, knallte ich meinen Zettel ihr direkt auf den Tisch. Meine Augen sagten: BAM. Ihre Augen sagten nach ein paar schnellen, cyborg-ähnlichen hin und her Bewegungen: NOPE. Nicht nur ihre Augen. Sie sprach es laut aus.

Und ich saß wie versteinert vor ihr. Sie war so versessen darauf, mir nichts zu zahlen, dass sie alles versuchte. Aber diesmal war ich mir sicher, diesmal könnte ich alles bekommen. Doch wer hätte gedacht, dass eine klitzekleine Sache wie das „Wording" mir einen Strich durch die Rechnung machte? Ja, wording, ein Wort, welches ich erst in den letzten Jahren Gewicht beigemessen habe. Auf dem Zettel stand nämlich das kleine unscheinbare Wort „würde".

„Ich WÜRDE Herrn Hupfer einstellen…" und nicht „Ich stelle Herrn Hupfer ein". Genau das nennt man eigentlich Krümelkackerei. Jetzt brauchen wir uns natürlich nicht darüber streiten, dass dies juristisch natürlich Sinn macht, insofern hat sie recht. Dennoch war es in Kombination mit allen vorangegangenen Argumentationen sowie ihrer Art und Weise mir gegenüber, ein eindeutiges Bild. Sie mag mich nicht. Also blieb mir nichts anderes übrig, als meinen zukünftigen Arbeitgeber zu nerven, dass er doch bitte diesen Zettel ändern muss. Peinlich, aber ich bin schon groß und muss eben in den sauren Apfel beißen. Es war eine unangenehme Situation, aber er hat es getan. Sie hat es gelesen und endlich auch bewilligt. Heureka. Also ging es nur noch ans Planen? Ja, weil einfach hinfahren und fertig ist nicht. Das sind 4 Wochen am Stück. Montag bis Freitag Vollzeit, andere Stadt, anderes Bundesland, ich muss dort hinkommen, ich muss dort essen und trinken, ich muss dort irgendwo schlafen, Duschen, Wäsche waschen. Ok Stop Stop Stop, Stop!! Tacheles. Das war der erste Moment, an dem ich realisierte, dass in diesem Bereich des Gesundheitswesens irgendetwas nicht stimmen kann. Man finanziert über 3 Jahre eine Ausbildung, arbeitet nebenbei, um das Leben nebenbei auch noch zu finanzieren, um dann nach der Ausbildung sich in weitere Unkosten zu stürzen, damit man eine Fortbildung finanzieren kann, die es einen ermöglicht, überhaupt in diesem Beruf einen Job zu finden. Grandios.

Das erklärt auch, warum die Dame vom Arbeitsamt mies gelaunt war. Neben den Fortbildungskosten von 1000 bis 1500€ kommen noch das sogenannte Arbeitslosengeld für den Monat dazu, plus die Gefahr, dass derjenige arbeitslos bleibt, wenn der Deal mit dem potenziellen Arbeitgeber platzen sollte. Ich möchte nicht wissen, was Sie diesbezüglich an Erfahrungen gesammelt hat. Meine Fortbildung zur manuellen Lymphdrainage fand damals in Gotha statt. Meine Erfahrungen mit Gotha in der Vergangenheit waren weniger schön.

Starcom 24

mehr als nur ein Handytarifanbieter

Sei bereit für eine kleine Sidestory: Ich bin damals nach meiner ersten, leider misslungenen Ausbildung zum Physiklaboranten, an eine Firma geraten, die richtig interessant war. Ich habe damals über das Internet ein Inserat entdeckt und Kontakt aufgenommen. Zu verlieren hatte ich ja nichts und nach einem unerwarteten und kurzfristigen Telefonat, habe ich umgehend ein Zugticket bezahlt bekommen, um mich dort vorzustellen. Für mich war das damals ein Fakt der Seriosität. Jemanden unbekannten einfach so ein Ticket zu hinterlegen, macht nicht jeder. Die waren anscheinend überzeugt von mir. Ich war zwar schon ein bisschen selbstbewusster als früher aber noch lange nicht, so dass ich wie ein seriöser erwachsener junger Mann wirkte, der ich ja eigentlich sein sollte. Aber gut, wenn sie etwas sehen, dann wird das schon stimmen und ich selbst war ja irgendwie auch von mir überzeugt, denn ich wollte ja schließlich auch ein Star werden. Jedenfalls war das 9€ Ticket Peanuts, bezogen auf das, was sie an Umsatz scheffelten. Das relativiert im Grunde alles, was ich in meinem jugendlichen Leichtsinn dachte. Ich war also dort und ich war geflasht. Vom Bahnhof abgeholt mit einem luxuriösen VW-Bus, ab in die Hauptzentrale. Diese war eine riesengroße Villa. Dort lebten tatsächlich auch die Mitarbeiter und jeder hatte seinen eigenen Raum. Die Besten hatten dementsprechend auch die größten und luxuriösesten Zimmer.

Mein Zimmer war so lala aber ausreichend. Am Abend wurden mir noch die wichtigsten Dinge erklärt und am nächsten Morgen ging es los. Früh um 05:00 Uhr - Einsatzbereit.

Wir unternahmen in verschiedenen Gruppen eine kleine Reise in schwarzen Mercedes Bussen. Ja, schon der Tag danach wurde etwas luxuriöser. In jedem Taxi wurde eine Aufteilung unternommen und jeder der Insassen, wurde an strategisch sinnvollen Punkten mit Klemmbrett, Zetteln und Stift rausgelassen.

Ich wurde einem anderen erfahreneren Kollegen zugeteilt. Grundsätzlich wurden wir in vorzugsweise in ländlichen Wohngegenden rausgelassen. Ich lief also mit einem Elite Mitarbeiter mit. Der sollte mir alles zeigen, worauf es ankommt. Wir waren unterwegs, um Handyverträge zu verteilen. Also klingelten wir an verschiedenen Haustüren und erklärten alles, was wichtig wäre, um einen Vertrag an den Mann zu bringen. Mein damaliger moralischer Kompass war ziemlich verwirrt. Klar, Sturm und drang Zeit, aber ich wusste das, was er abzog, war moralisch nicht vertretbar. Er drängte eine arme ältere Frau regelrecht dazu, ein Handy - und Internetvertrag abzuschließen. Es war keine Gewalt im Spiel, denn das hätte ich gewusst zu verhindern. Allerdings war ich kommunikativ, verbal, rhetorisch, kognitiv noch nicht wirklich bewandert, was mich in dem Augenblick hinderte, das große Ganze zu blicken. Ich war, das konnte man sagen: So klein mit Hut. Die Gestik, während man das sagte, ist die gleiche wie: „Es ist so kalt", wenn man das als Mann sagen würde. Erst als wir abgeholt wurden und im Auto saßen, wurde mir so richtig klar, wo ich reingeraten war. Aber aufgeben wollte ich dennoch nicht. Vielleicht habe ich das ganze auch einfach nur falsch aufgefasst. Ich mein, ein Anbieter für Handy - und Internettarife würde doch nicht zu solchen Mitteln greifen, oder?! Die nächste Wohngegend gehörte mir allein. Ich bekam, eine Liste mit Namen und Adressen und auf geht. Krank, wenn ich mir Heute darüber Gedanken mache. Die haben von zig hundert, ach was zigtausend Menschen die komplette Adresse. WOHER Bitteschön? Das kam mir damals aber nicht in den Sinn. Es kann doch genauso gut sein, dass es für mich eher ein Zeichen der Seriosität ist, denn wer gibt einer Abzockerfirma schon seine Adresse raus. Ach man, war ich naiv. Ich habe natürlich nichts gerissen. Ich habe es sprachlich nicht auf die kette bekommen. Ich war eingeschüchtert. Ich war misstrauisch. Ich wusste ja noch nicht einmal was vom Produkt selbst, Ich wusste nur, dass es Verträge brauchte und Punkt. Nach alle den weiteren Wohngegenden, in denen ich mein Glück allein versuchte, wurde ich wieder abgeholt. Mit hängenden Schultern saß ich im Bus. Man klopfte mir auf die Schulter und sagte mir, dass es beim ersten Mal immer so ist. Je öfter du es machst um so einfacher wird es. Mir ging es aber nicht mies, weil ich keinen Vertrag abschließen konnte. Mir wurde meine Situation bewusst Ich konnte nur noch heulen. Versteckt und kleinlaut mit deepen Beats von Bushido auf meinen Ohren, saß ich da. Mit rot verheulten Augen erklärte ich mir, dass dies der Tiefpunkt ist, quasi der Marianengraben meines Lebens. Bisher war der Mount Everest schon so gut wie unerreichbar. Aber jetzt?

Als wir zurück waren, nahm ich das Haus ganz anders wahr, es wirkte eher wie ein Gefängnis. Jeder, der dort war, war vorher irgendwie auf die schiefe Bahn geraten und hatte keine andere Möglichkeit gehabt außer hier zu sein. Der ein oder andere war so sehr verstrickt in dieses Unternehmen und besaß Wissen über das Gebaren der Firma, so dass er keinen anderen Ausweg hatte, als weiterzumachen. Harter Tobak. Aber ehrlich. Ich wollte das nicht. Ich war jung und Naiv und auch echt noch dumm. Das war aber wirklich der Punkt an dem ich wusste, das ich da nicht mitmischen werde. Und egal, was passiert, ich bin Kung Fu Kämpfer und wusste mich zu wehren. Kein Joke, ich habe Fähigkeiten. Der ein oder andere mag es übertrieben finden, aber während ich das hier schreibe, höre ich harte Gitarrenriffs und bin gepusht. Dennoch ist ein großer Funken Wahrheit ran. Am Abend legte ich mich hin und schmiedete einen Plan, wie ich aus diesem Dilemma herauskommen könnte. Ich hätte natürlich einfach straight sein können, dass ich aufhöre und jetzt gehen werde. Aber ich hatte ein ungutes Gefühl dabei, da die Strukturen mir sehr kriminell vorkamen. Riskieren wollte ich ebenso wenig. Ja klar. ich sagte ich habe Fähigkeiten aber das hier, ist im schlimmsten Fall ein ganzes Haus voller Gegner. Auch ich sollte die Kirche im Dorf lassen. Also entschied ich mich für den „Stealth-Modus" in der Ninja Kampagne. Ich schlief bis ca 04:30 Uhr. Ich war so on Fire, dass ich vor dem Klingeln des Weckers wach wurde. Positiv, denn ich wollte nicht, dass andere mitbekommen, dass ich verschwinde, nur wegen meinem Weckerklingeln. Ich zog mich um und checkte, ob ich alles habe, was ich brauche. Hauptsache nichts vergessen, dass einen Anhaltspunkt gibt auf meine Adresse oder sonstige Informationen, die der Nachverfolgung dienen könnten. Was im Nachhinein egal war, denn die Formulare, die ich im Vorfeld ausfüllen musste, beinhalten Name, Adresse und Telefonnummer. Es gehörte aber irgendwie zur Challange. Ich hörte an der Türe. Nichts. Also öffnete ich die Türe meines 9 Quadratmeter großen Zimmers. Da ich mich öfter mal irgendwo raus schleichen musste, checkte ich Fuchs am Vorabend, wie ich die knarzende Holztüre leise aufbekam.

Ich drückte die Klinke und versuchte beim Öffnen die Türe leicht anzuheben. Perfekt. Kein Knarzen. Auch das Schließen war wichtig. Das ging zum Glück Easy von der Hand. Jetzt war die Überlegung, ob Zähneputzen oder nicht. In Anbetracht der Lage zog ich es vor, nicht zu putzen. Ich stand schließlich unter massivem Zeitdruck.

Plötzlich hörte ich Schritte im Gang vor mir. Boah, das hätte ich nicht gedacht. Sie hatten tatsächlich eine Art Nachtwächter, Hausmeister, Servicetechniker, Mädchen für alles als Mann. Er patrouillierte durch das Gebäude mit Taschenlampe und Generalschlüssel am Gürtel. Wie soll ich ihm erklären, was hier vor sich geht, wohin ich will mit gepackten Sachen. Das klappt nicht. Außerdem ist er so hoch wie breit. Keine Muskelmasse, eher fett, aber dennoch… so einen kloppt man nicht einfach so weg. Also bleibt nur die raffinierte Flucht hinter mir. Da ich an meinem Zimmer schon vorbei war und ich schnell sein musste wählte ich das Fenster im Gang. 2. Stock - verdammt tief oder verdammt hoch, auf jeden Fall verdammt schmerzhaft, bei der Landung. Gut, dass ich damals noch zarte 79 Kilo wog, bei einer Größe von 178, nice. Also entschloss ich mich, todesmutig an der Fassade entlangzuklettern, bis zum nächsten Balkon. Der war altbauflairmäßig mit einem Gitter gebaut, an dem ich mich festhalten konnte. Perfekt, um weiter nach unten zu klettern. Der war zwar etwas wackelig, aber immerhin. Assassins Creed war damals noch nicht existent, aber ich könnte schwören, dass irgendwo ein Geheimbund mich heimlich beobachtete, so á la Truman-Show und meine Skills kopierte, um eine neue Ära von Games zu entwickeln. Wunschdenken, aber ein ziemlich cooler Gedanke. Jedenfalls sprang ich den letzten Meter von der Wand ab, landete und rollte mich cool ab hinter einem Busch und atmete.

Jetzt versuchte ich nur noch herauszufinden, wo ich lang musste. Vom Gelände runterzukommen war kein Problem. Über den Zaun geschwungen und Zack, wäre ich auf der Straße. Dummerweise checkte ich bei der Fahrt hierher nicht den Weg, also konnte ich nur mutmaßen in welche Richtung ich gehen musste. Auch wenn die ersten Meter einfach waren, denn das Haus war das letzte der Straße und danach kam nur noch Wald. Ich sprang also über den Zaun rannte, mehr oder weniger schleichend die Straße bergab bis zur nächsten Ecke und ab da ging ich entspannt weiter. Adrenalin war schon immer ein verrückter Kauz. Zum einen, befähigt er mich zu außerordentlicher Leistung und auf der anderen Seite lässt er mich jedes Mal zitternd mich weichen Knien zurück, sobald die Situation vorbei ist. Ich lief also gefühlt rastlos durch die Gegend. Eine Stunde später kamen die ersten Anrufe. Diese nahm ich nicht entgegen. Ich wusste ja, woher Sie kamen. Danach kamen wilde SMSen mit Androhungen, Beleidigungen, Mailboxnachrichten mit kryptischen Informationen und wütenden Töne.

Ich lief schon eine Weile und kam zu einer Tankstelle. Das mobile Internet war damals noch Wunschdenken, aber ich musste ja dennoch nach Hause. Also versuchte ich in der Tankstelle mein Glück, zu meinem Pech, denn drinnen angekommen, schaute ich mich um und sah das der Tankwart ein Cappy trug, auf dem das Firmenlogo der Firma war, bei der ich gerade mittels „Stealth-Modus" abgehauen bin. Die scheinen überall ihre Spitzel zu haben, dachte ich mir. Ich blieb aber gechillt, ließ mir nichts anmerken. Das Gute ist, ich kannte ihn nicht und die Wahrscheinlichkeit, dass er mich also kennen sollte, ist sehr gering. Ich suchte die Landkarten, nahm eine heraus, zog mein Cappy von regelrecht cool - „Ich benötige das Schild nicht wegen der Sonne, sondern möchte cool sein, also drehe ich es nach hinten" zu normal, im Sinne von - „Ich bin jedermann und Cappies haben für mich einen praktischen Nutzen" mit dem Schild nach vorne. Ich wollte dennoch so unerkannt wie möglich bleiben. Der Tankwart sprach mich an, was ich suchte. Schließlich war ich ja ohne Auto in einer Tankstelle, schon ungewöhnlich. Ich tischte dem Tankwart aka Spitzel ne Story auf. Ich meinte das ich ein Wanderer wäre (Tz, als ob jemand sich Heute noch als Wanderer bezeichnen würde) und möchte Richtung Autobahn. Ich treffe mich dort mit einem Kumpel, da wir beide eine kleine Reisetour geplant haben. Nicht die beste Story, aber er kaufte es mir ab. Tatsächlich war mein Ziel ähnlich. Ich wollte per Anhalter fahren. Klar hätte ich Zug fahren können, aber ich war chronisch pleite, also blieb mir nur die Möglichkeit, auf die soziale Kompetenz anderer zu hoffen, die ein Händchen für Selbstlosigkeit haben. Doch zuvor musste ich aus der Tanke raus, ohne Verdacht zu schöpfen. Ouh man. Es kam, wie es kommen musste. Ein schwarzer Mercedes-Bus fuhr vor. Genau, der Mercedes-Bus. Ich bedankte mich, legte die Karte beiseite, streunerte noch etwas durch den Laden und versuchte unauffällig zu bleiben. Puh, gar nicht so leicht. Der Laden war nicht groß und die ersten aus dem Bus waren schon im Laden, um sich einen Kaffe ToGo zu holen. Draußen war zudem ein weiterer Transporter in weiß mit Bunten Farbklecksen dran. Die waren aber Absicht: Malermeister Hagen. Hm, probiere ich diesen Trick? Ich tat so, als ob ich einen Anruf erhielt, während ich den Laden verließ und sprach laut mit richtig gutem ostdeutschem Dialekt. Wenn ich wollte, konnte ich das perfekt. Am Transporter stand jemand der gerade tankte. Ein anderer saß im Auto. Ich tat so, als ob ich mit „meinem" Kollegen aus dem Auto telefoniere. Ich sprach absichtlich laut, so dass die Jungs, die aus dem Bus in den Laden kamen, dies hörten und gar nicht erst überlegten, ob ich derjenige bin, den sie eigentlich noch suchten. Langsam, aber sicher ging ich raus, lief vorbei am Bus, ging Richtung des Malermeister Hagen Transporters, legte auf und ging hinter den Transporter, so dass ich aus dem Blickfeld war. Von dort aus lief ich schräg über die Straße, damit man mich von der Tankstelle aus nicht sah, also im Schutze des großen Transporters. Auf der anderen Seite war ein Haus. Keine Ahnung was für ein Haus. Wirkte wie ein großer Schuppen oder Garage. Hinter diesem Haus konnte ich mich verstecken und in Ruhe diese Nasen beobachten. Anscheinend haben sie gecheckt, dass ich erst vor kurzem, um nicht zu sagen, eben erst noch hier war, denn sie schauten sich um und wuselten durch die Gegend. Das war ein Nervenkitzel, sag ich dir. Ich fühlte mich wie ein Geheimagent. Ich habe die Basis infiltriert, Informationen gesammelt und nun muss ich unbeschadet entkommen. Fakt ist, ich habe es fast geschafft. Das erste Ziel und das war das primäre, zu entkommen aus den Fängen von Starcom 24, dem Tarifanbieter mit seinen gefühlt mafiösen Strukturen, habe ich fast geschafft. Sobald die auf dem Weg sind, werden sie in den nächsten Stunden nicht mehr hier herumfahren, sondern im Umland sein. Das bedeutet das mein Weg, den ich grob geplant habe durch den Blick auf die Karte, entspannt zu bewältigen sein wird. Jetzt zählt nur noch, dass ich jemanden finde, der mich mit nach Hause nimmt. Schweres Stück Arbeit, denn Trampen war mir neu, aber ich wusste, dass es nicht unmöglich sei und anscheinend habe ich es geschafft, sonst wäre ich nicht hier am Schreiben.

Dies kleine Sidestory ist im Nachhinein schon sehr gewöhnungsbedürftig. Paar Jahre später kam mein Vater zu mir und fragte mich, was ich mit dieser Firma zu tun hätte. Verwirrt war kein Ausdruck. Woher wusste er das? Naja, er war Polizist und angeblich stand mein Name auf einer Liste. Dort waren die Personen gelistet, die für dieses „Unternehmen" gearbeitet haben. Richtig, Unternehmen in Anführungszeichen, da dies in Wirklichkeit eine Betrügerbande gewesen ist, die nicht im Guten Verträge an Mann und Frau brachten, sondern tatsächlich mit einer widerlichen Art und Weise Druck aufbauten, um eine Unterschrift zu bekommen. Denn diese zählt als Provision für denjenigen der sie einforderte. Generell war es aber ein Abo-Knebelvertrag zum dumm und dämlich verdienen für die führenden Köpfe dieses „Unternehmens". Es lag anscheinend eine Art Strafprozess vor bei dem diese Liste aufgetaucht ist. Für mich gab es keine Konsequenz. Zum Glück. Puh. Aber um mit etwas lustigem oder besser gesagt positiv konnotierten die Side-Story zu beenden - auf dem Weg Richtung Autobahn, entlang einer Landstraße, machte ich mir zahlreiche Gedanken und schaute ich mir die Gegend an. Gut, mir blieb ja nix anderes übrig. Smartphones wie heute zur ultimativen Ablenkung gab es damals noch nicht. Ich sah Kühe, Bäume, Wiesen, Zäune, Strauße, Hütten… Moment! Strauße? Ich blickte nach links und schaute direkt einem Strauß in die Augen. Er oder Sie schaute wiederum mir in die Augen. Imposant muss ich sagen. In Wirklichkeit sind viel größer als sie im Fernsehen wirken. Fakt ist - es war eine Straußenfarm. Mitten während meines Fluchtversuches, entdecke ich eine Straußenfarm. Als ob ich nichts Besseres zu tun hätte. Ach, die waren aber auch goldig. Sidestory Ende.

Tolle Aussichten.

Machen wir weiter. Wie du dir vorstellen kannst, war die Fortbildung in Gotha umso interessanter. Ständig hatte ich das Gefühl, beobachtet zu werden oder dass mir jemand in einer dunklen Gasse auflauert und mir die Leviten lesen möchte. Spoiler: dazu kam es nicht. Die Firma ist broke und wurde „aufgelöst". Jaja, Gänsefüßchen. Wir wissen alle was damit gemeint ist. Trotzdem! Der Gedanke, dass da immer noch jemand sein könnte, saß tief und das machte es schwierig für mich. Auch wenn ich mir vorstellen kann, dass ich mit Nichten auch nur irgendeine Relevanz hatte. Ablenken konnte ich mich aber immer ganz gut, weshalb ich alle Register zog und viel trainierte und Filme schaute in meiner überteuerten Unterkunft. Aber zum Glück gab es da noch ein Sahnehäubchen, welches so süß ist, dass man bei dem Nachdenken darüber schon Diabetiker werden würde. Und in 9 Monaten würde das Sahnehäubchen mich Papa rufen, sofern ein Kind das frisch auf die Welt kommt, schon sprechen könnte. Auf der einen Seite baut es extrem Druck auf, auf der anderen Seite fühlt man sich so, als hätte man eine riesige Kiste „Experience Points" gefunden und wäre satte 3 Level aufgestiegen. Um ehrlich zu sein, es war der Druck, der überwog. Klar war ich froh, ich mein, es war nicht ewig geplant. Wir wussten, dass wir Kinder wollen, wir wussten aber auch, dass ein Kind nicht einfach so vom Himmel fällt. Man hörte oft, dass es ewig dauert, bis der Schuss sitzt. Dass wir anscheinend so krass kompatibel sind und der erste Schuss nach Absätzen aller Verhütungsmittel direkt das Bullseye trifft, hätten wir niemals gedacht. Obwohl es für die Triple 20 mehr Punkte gibt. Aber so war es eben. Halten wir also fest. Ich habe meine Ausbildung abgeschlossen, meine allererste. Bisher keine Kohle verdient. Und jetzt mache ich eine Fortbildung, die ebenfalls Geld kostet, zwar finanziell vom Arbeitsamt unterstützt, aber dennoch gefühlt mehr frisst als ich habe. Zum Glück habe ich einen Job, den ich sofort danach antreten werde und endlich Geld verdiene, nicht nur für mich, sondern für meine zukünftige Familie. An einem der einsamen Abende in Gotha, fiel mir ein das In meiner Tasche noch ein Brief von meinem neuen Chef wartete. Uiuiui! Der

Druck steigt. Was kann das sein? Ritsch, ratsch, Briefkuvert zerfetzt. Ich weiß immer noch nicht, wie man einen Brief richtig öffnet. In dem Brief stand drin: „Lieber Herr Hupfer. Aufgrund der wirtschaftlichen Lage meines Betriebes, muss ich Ihr Arbeitsverhältnis kündigen. Ihr Arbeitsverhältnis endet somit Ende November 2012. Aller beste Grüße, Cheffe." Allerdings gefühlt und ich glaube nach wie vor die Variante, die er am liebsten geschrieben hätte, stand in dem Brief: „Lieber Herr Hupfer. Mir ist verdammt noch mal egal, wie sie Ihre Familie ernähren, aber ich habe keine Lust, dass sie bei mir arbeiten. Mal davon abgesehen, dass ich gar nicht die Kohle dafür habe, mir einen absoluten Neuling aufzuhalsen. Also kommen Sie für den Monat, scheffeln Sie Umsatz, bekommen viel weniger, weil sie es nicht verdienen und dann bleiben Sie bitte, wo der Pfeffer wächst." Da fielen mir direkt die Augen aus der Höhle. Das heißt, ich weiß schon jetzt, dass ich einen Monat im neuen Job arbeiten werde, den ich noch nicht einmal begonnen habe, und darf dann wieder gehen.

Was für ein zermürbendes Gefühl. Bauchschmerzen. Heulerei. Dies war der absolute Brainfuck. Also wechseln wir einmal die Thematik. Die Fortbildung war eigentlich ziemlich interessant, um mal etwas fachlicher zu werden. Mit der manuellen Lymphdrainage kann man Menschen helfen, die aufgrund von lymphatischen Problemen extrem geschwollene Extremitäten entwickeln und das nur durch sanfte Bewegungen des Gewebes. Phänomenal. Nebenbei kann man auch feste Strümpfe anziehen und Bandagieren, aber der Held ist man, wenn man manuelle Lymphdrainage anwendet, denn diese tut nebenbei auch noch sehr gut und nervt nicht wi diese Bandagen oder Strümpfe. Außerdem muss man nicht schwitzen und Anstrengung ertragen, wenn man trainiert. Insofern MLD rockt.

4 Wochen lang lernten wir zig Techniken, wie wir unsere Hände bewegen müssen, in welcher Frequenz, in welcher Stärke, in welcher anmutigen Art und Weise generell. Wir lernten, welche Art der Bestrumpfung wichtig für welche Erkrankung ist, und wir wickelten, was das Zeug hält. Beim Wickeln oder besser gesagt Bandagieren versucht man eine Extremität mit Bandagen so zu umwickeln, dass mit Hilfe des entstehenden äußeren Druckes durch die

angelegten Bandagen, die überflüssige Flüssigkeit wieder zurück ins Kreislaufsystem verdrängt wird. Man kann bei dem Bandagieren von Extremitäten natürlich auch sehr viel Schabernack betreiben, was bei uns natürlich nicht ausblieb. Kennst du noch die Trickfilmserie „Mummies Alive"? Dann weißt du Bescheid.

Der erste Job

Eigentlich waren diese 4 Wochen ganz angenehm. Ich war mit meinem damaligen Mitschüler, Chris, von der Physiotherapieschule im gleichen Kurs. Naja, Mitschüler wäre etwas untertrieben, Freund trifft es eher. Wir haben einige Abende verbracht, philosophierten über das Leben und lachten uns scheckig, wenn Markus Krebs zum Brennholzverleih seine Thrillerpfeifen mitbrachte. Köstliche Momente, die man nie vergisst. Jedenfalls folgte am Ende der 4 Wochen eine Prüfung. Natürlich habe ich sie bestanden, aber ich glaube mich zu erinnern, dass es doch dann nicht ganz so einfach war. Ab jetzt heißt es auf jeden Fall endlich ab in den Job, endlich Geld verdienen, Patienten helfen und der Mac sein. Der Typ, der jeden Schmerz mit nur ein paar Kniffen wegzaubern kann. Der eine Koryphäe wird. „Keiner ist besser als ich. Ich bin der ultimative Spurenleser der Erkrankung und kann sie lediglich mit meinen eigenen Händen heilen." Abgehoben und arrogant. Natürlich dachte ich mir das nur und das, was ich dachte, war unterbewusst tief versteckt in meinem Hirn, denn der Angeber Style war noch nie wirklich meine Attitude. Also da stand ich nun vor der Türe zur Praxis meines ersten richtigen Jobs. Tolles Gefühl, ein Gefühl unbesiegbar zu sein. Bisher nichts geschafft, aber jetzt geht's los. Rein in das Getümmel und… Enttäuschungen kassieren. Irgendwie war das Arbeiten in der Praxis alles andere als zufriedenstellend. Eher ernüchternd. Der Chef war ziemlich steif okay, das wusste ich schon vorher aber so steif? Ich meine, wir leben doch in einer modernen Zeit, in einer Zeit, in der es eigentlich keine harten Hierarchien gibt. Damit meine ich nicht, dass jeder auf dem gleichen Level ist, denn ein Chef ist immer noch Chef, basta. Aber muss man das zelebrieren und seine Angestellten demnach auch Herumkommandieren wie Oberst Major? Muss man sich deshalb menschlich als Abart präsentieren? Ich glaube nicht. Die Fassade des tollen Arbeitgebers und der tollen Physiotherapiepraxis bröckelt irgendwie, Stück für Stück. Normalerweise würde man von so einem Menschen erwarten, dass er einen Laden im Griff hat und alles nach Vorschrift abläuft, genau wie er das von seinen Angestellten verlangt. Doch das war nicht sein Spezialgebiet. Vorschriften erteilen kann er. Einhalten nicht. Ich hole etwas aus. Jeder Patient, der Physiotherapie benötigt, bekommt in der Regel ein Rezept vom Arzt. Zum Beispiel ein Rezept für manuelle Therapie. Mit diesem meldet sich der Patient in einer Physiotherapie-Praxis. Es werden Termine ausgemacht. Es wird zudem ein Behandlungsvertrag unterschrieben. So weit das Standardprozedere vereinfacht dargestellt. Der Patient kommt also in der Regel zu jedem Termin und unterschreibt vor Ort für den Termin, den er soeben absolviert hat. Doch in der Praxis lief das etwas anders. Der Patient kommt und unterschreibt alle Felder auf dem Rezept, die der vom Arzt verordneten Anzahl entsprechen. Die Termine, an denen der Patient da war, werden nach Abschluss des Rezeptes eingetragen - mit Bleistift für Veränderungen. Denn wer glaubt, dass die Termine den tatsächlich wahrgenommenen Terminen entsprechen, der glaubt auch, dass die EU-Verordnung zur Einführung von Karamellbonbons 25.911 Wörter hat.

Und wer glaubt, dass der Patient von einem Therapeuten behandelt wird, der auch die manuelle Therapie beherrscht, der ist ziemlich naiv. Denn tatsächlich müsste er das. Die manuelle Therapie darf erst angewendet werden, wenn man eine 2 bis dreijährige Weiterbildung absolviert hat, bei der eine Prüfung bestanden werden muss, um ein von Krankenkassen anerkanntes Zertifikat zu erhalten. Wow, okay! Wiederholter Zwischenstand. Ich bin gerade frisch aus der Schule, habe eine vierwöchige Weiterbildung absolviert, keine Kohle verdient, nur ausgegeben und stehe nun vor diesem einen Patienten, der ein Problem hat, welches nur von einem Manualtherapeuten behandelt werden darf und anscheinend auch nur von einem solchen behandelt werden kann. Also was zur Hölle soll ich jetzt tun? Ich stellte ein paar essentielle Fragen. Als Therapeut ist man immer im Detektiv-Modus. Die gegebenen Antworten werden genauestens analysiert. „Was sagt der Patient?", „Wie ist der Inhalt zu deuten?", „Wie sagt es der Patient und was wäre eine passende Nachfrage?", „Finde ich Zusammenhänge?" Und so weiter und sofort. Am Ende zeigte er mir die schmerzende Stelle. Klar war es ein Muskel, also bat ich ihn, sich hinzulegen und ich drückte auf der schmerzenden Stelle herum. Es war die Muskulatur zwischen den Schulterblättern. Durch einige Gurus im Internet, durch Praktikumsanleiter in den Praktika, dem noch frischen und hervorragenden anatomischen Wissen und den Schlussfolgerungen, die man trifft bezüglich Verkettungen von Struktur und Bewegung, war man der Meinung das Problem gefunden zu haben. Ich nahm meinen Daumen, drückte ihn anfänglich sanft in den Muskel, fixierte mit der anderen Hand die umliegenden Strukturen und erhöhte langsam den Druck. Dann hielt ich den Druck. Man hatte das Gefühl, dass etwas dahinschmilzt, genauso wie von Guru beschrieben. Der Patient stöhnte leicht auf. Ach, ich war mir unsicher. War das jetzt gut oder schlecht? Ich hoffe nicht zu gut!

Ich hörte auf mein Bauchgefühl und wartete bis zu dem Punkt, an dem es mir nonverbal sagte: „Lösen! Löse deinen Daumen."

Es war soweit. Ich löste den Druck und nahm Abstand vom Patienten. Er stand auf, bewegte seine Arme, verdrehte die Augen nach oben schauend. Suchte regelrecht nach dem, was er sonst einfach so spürte. Aber da war nichts. Nada, Niente, Zero. Ein kurzes Lächeln und ein zufriedenes „Danke, bis nächste Woche." So ging es mir auch. Ein kurzes Lächeln. Das Gefühl der Zufriedenheit. Ein kurzer Moment des Friedens, des Erfolgs. Aber dann, 2 Sekunden später: „Herr Hupfer!" Ertönte eine Stimme der Vernunft - wollte ich zumindest schon fast sagen. Aber Nein!

Es war die Stimme der höllischen Kettensäge, die in meinem Ohr genauso schmerzhaft klang, wie man sich eben den Klang einer höllischen Kettensäge vorstellt. Als ob ein kleiner Giftzwerg auf Atomebene geschrumpft, in meinem Ohr versucht meine Flimmerhärchen mit der Kettensäge wie Bäume zu fällen. Mein Chef schrie aus vollem Leibe, dass der Patient in Zimmer 8, seit 2 Minuten wartete. Boah, wenn dies jetzt am laufenden Band so weitergeht, bin ich erstens eine Stunde später aus der Praxis, denn später anfangen heißt ja auch später fertig werden, oder ich bin taub. Ich mein 20 Minuten Takt ist schon eine harte Nummer. Da bleibt nicht viel Zeit für Luft holen, einen Schluck Wasser, einen Griff in die Gummibärchenschale oder einfach mal auf die Toilette gehen. Dieser Zeitdruck war noch nicht einmal nur vom Chef ausgehend. Vielmehr liegt es am System selbst. Für jede Behandlung bekommt der Praxisinhaber von der Krankenkasse Geld. Er kann festlegen, wie lange eine Behandlung dauert. s müssen aber mindestens 15 Minuten sein. Also legt der Inhaber anhand seiner individuellen Situation fest, wie lange die Behandlung gehen sollte oder eher muss, um genug zu verdienen. Es gibt Praxen, die arbeiten sogar im 30 Minuten Takt. Andere nehmen sich das recht raus auf 15 Minuten. Das heißt, manche Praxen schaffen 2 Patienten pro Stunde, andere könnten 3 bis 4 Patienten schaffen. Eine Situation bleibt mir immer noch im Kopf. Ich stand nach 4 Stunden Dauerbehandlung am Tresen der Rezeption. Der Patient verspätete sich etwas, er rief vorher an und gab diesbezüglich Bescheid. Also nutzte ich diese paar Minuten, um mit der Kollegin von der Rezeption einen kurzen Plausch zu halten, um nebenbei zu atmen, einen Schluck zu trinken oder eben in die Gummibärchenschale zu greifen. Leider kam Chiefmaster Kettensäge, sah dies und war darüber gar nicht entzückt.

Aus 2 Gründen: 1. ich könnte doch, anstatt mich hierher zu stellen, in einem anderen Zimmer nach dem Rechten schauen und zum Beispiel Staub wischen oder die Fettränder von den Massagecremes auf den Regalböden wegwischen. 2. Er gestattet es nur sehr ungern, um nicht zu sagen, er erlaubt es nicht, wenn die Angestellten an der Rezeption sich miteinander unterhalten. Das würde einen schlechten Eindruck bei den Kunden hinterlassen und eher nach larifari Lümmelei aussehen. Oh Mann, mittlerweile war ich sogar froh, nur einen knappen Monat dort zu arbeiten. Der Chef hat definitiv einen an der Waffel. Es kann mir keiner sagen, dass dies normal oder in irgendeiner Art und Weise gerechtfertigt ist. Der einzige Punkt auf der Arbeit, der mich noch etwas pushen könnte, ist der Erfolg bei dem ein oder anderen Patienten. Dieser fällt mal mehr oder weniger intensiv aus. An einem Tag war der Erfolg zwar intensiv, aber eher von temporärer Natur und eigentlich recht lustig. Ich hatte einen langjährigen Patienten in Behandlung, vertretungsweise. Dieser brachte eine Creme mit, die er sehr gerne auf seinen schmerzenden Rücken schmieren ließ. Es war eine Kyttasalbe. Diese riecht nicht nur intensiv, sondern ihre Dämpfe steigen so stark ins Auge, dass eine frisch geschnitzte Zwiebel sich ins Auge zu rammen, sogar Linderung schaffen würde. Ich cremte ihn also den Rücken ein. Er war entzückt und alles war gut. In der Terminierung ging es ja Schlag auf Schlag. Deshalb hatte ich kurz danach einen weiteren Patienten. Natürlich wusch und desinfizierte ich mir die Hände vorschriftsmäßig, allein schon wegen dem Kettensägenmann. Aauch wenn er der Meinung war, dass ich mir die Hände nicht so oft desinfizieren soll, da auch das Geld kostet. Egal, ich tat es und lies mir etwas Zeit, denn danach musste ich in den hässlichen Raum. Er lag direkt hinter der Rezeption und dort gab es nur Licht aus der Decke. Kein Fenster nur eine Abluft die nicht immer eingeschaltet ist, Stromkosten und so. Die Lampe, die genügend Licht spenden sollte wurde verdeckt von einem großen Lagerungswürfel auf dem Gerüst des Schlingentisches. An vielen Tagen, an denen man eine Lymphdrainage-Behandlung in diesem Raum absolvierte, fiel nicht nur die ausgepresste Haut schlaff vom Körper des Patienten, sondern auch Augenlider. 45 Minuten später, wachten beide, Patient und Therapeut wieder auf und ergötzten sich an der ach so tollen Entspannung. Physiotherapie eben. Aber das nur nebenbei. Ich stand diesmal eben wieder vor einem Patienten, dessen Vertretung ich bin. Er hatte eine Skoliose. Ja, auch ein Dauerpatient. Ich checkte grob seine körperlichen Defizite, um zu schauen, wo ich welche Struktur, also überwiegend Muskulatur, dehnen könnte, damit er wieder eine normale Form einnehmen kann.

All right! Alles gecheckt. Ich ließ ihn auf einen Stuhl setzen und begann die ersten Berührungen, sanft und locker. Ich wollte ihn erst einmal mental beruhigen. Währenddessen hatte ich das Gefühl, dass sich irgendwas verändert. Mein Kopf fing an zu rattern, denn ich überlegte mir, woher dieses Gefühl kommt. Meine Hände wurden heiß, sie glühten regelrecht. Lag es vielleicht doch an meinen kürzlich begonnenen Meditationsübungen? Habe ich vielleicht eine Kraft in mir, die ich noch nicht kannte? Bin ich ein Wunderheiler? So abwegig war das gar nicht. Solche Gurus gibt es, ich sah sie auf Youtube. Der Patient saß entspannt auf seinem Hocker, mit geschlossenen Augen und einem leichten, zufriedenen Lächeln. Er meinte, dass ich so mega krass angenehm warme Hände hätte. Das hörte ich oft. Das war für mich nichts Neues. Allerdings schien er richtig geflasht zu sein. Mein Blick schwelgte immer noch Richtung Decke gerichtet, in der phantastischen Welt der Heiler und Gurus. Bis ich aus meiner gedanklichen Starre gelöst wurde. Das Telefon der Rezeption klingelte unüberhörbar und ich richtete meinen Blick wieder Richtung Patientenrücken. Mein Blick war vergleichbar mit dem eines Totgeweihten, der in die Augen des Todes persönlich schaut, oder mit dem von meinem Kollegen, wenn er mitbekam, dass sein Chef hinter ihm steht, während er sich aus der akribisch abgezählten Gummibärchenschale bedient, obwohl er seine Ration eigentlich schon längst verputzt hat. Genau der gleiche Blick, denn mein Patient hatte am ganzen Körper verteilt meine Handabdrücke in einem leuchtenden Rot. Ich wurde bleich und begann zu schwitzen, aber dennoch fror ich und zitterte leicht. Ich lies mir nichts anmerken und machte einfach weiter, denn der Patient äußerte sich nicht negativ. Er hat es nicht mitbekommen, wie auch? Die Abdrücke waren auf dem Rücken und er verharrte sowieso noch im Modus der Entspannung. Ich wartete also die restlichen Minuten ab. Ich bat ihn dann, sich anzuziehen und wünschte ihm einen angenehmen Tag. Diesen hatte er laut seines Blickes auch gehabt. Man muss sagen, es sah ziemlich weird, um nicht zu sagen falsch aus, als er seine Klamotten zurechtzupfend aus dem Raum kam und sagte: „Puh, das tat gut". Doch es war ein weiterer Erfolg, den ich für mich verbuchen konnte. Physiotherapeutisch wohlgemerkt! Leider konnte meine Kollegin auf seinem Nacken ein paar Fingerabdrücke erkennen. Sie drehte sich um und schaute mir direkt ins Gesicht. Sie lächelte etwas hämisch würde ich sagen und stellte mir eine simple Frage: „Herr Densert nehme ich an?" Ich nickte und sie zeigte geräuschvoll ihre Zähne, indem sie laut aufschrie und mich auslachte wie eine hinterlistig lachende Hyäne. Herr Densert mochte seine Kyttasalbe. Was ich allerdings nicht wusste, war, dass eine solche Salbe eine chemische Reaktion auf der Haut hervorruft, so dass diese an den aufgetragenen Stellen eine vermehrte Durchblutung erzeugt. Das hat zur Folge, dass es warm und leuchtend rot wird. Bingo. Das erklärte auch die Entspannung des Patienten und die sichtbaren Handabdrücke auf seinem Rücken. So eine Kyttasalbe ist hinterlistig. Man muss schon extrem fleißig sein, um diese von der Hand abzuwaschen. Ansonsten passiert nämlich genau das. Schade, dass ich doch kein Heiler oder Guru bin. So etwas in der Art könnte für volle Kassen sorgen.

Nachdem ich wie an vielen anderen Tagen verzweifelt nach Hause ging, blieb mir generell nicht viel Zeit. Ich brauchte ja einen neuen Job, also schrieb ich wie wild Bewerbungen. Allein schon aus dem Grund, dass ich keinen Bock hatte, meine Sachbearbeiterin gegenüberzustehen und mir sagen zu lassen: „Ich habe es Ihnen ja gesagt!".

Praxen gab es viele, doch welche bietet mir das, was ich benötige? Was benötige ich eigentlich? Ich kam mir schon wieder wie verloren vor. Keine Basis, das Gefühl rastlos zu sein. Aber nicht mit mir! Ich brauchte doch einen Job, auch wenn ich dieses klassische Modell nicht unbedingt als Gesetz betrachte, so ist es doch wichtig, dass ich als Vater einen Job habe, der genügend Kohle in die Kasse spülte. Sind wir mal ehrlich, als Physio verdient man nicht wirklich viel. Vor allem nicht ohne die wichtigsten Weiterbildungen. Außerdem ist ja nicht so, dass meine Frau als Ausgleich während der Elternzeit, das gleiche Gehalt bekommt wie sonst. Also benötige ich einen Job, der mehr abwirft als mein jetziger und nebenbei auch einfach mehr Spaß macht. Ich schrieb also eine große Menge an Bewerbungen, vor allem Initiativbewerbungen. Es ist ja nicht so, dass alle Praxen Würzburgs genau jetzt neue Mitarbeiter suchen. Es sollte wenn dann auch eine Praxis in der Stadt sein, damit ich nicht ewig mit dem Auto oder der Bahn hin und her fahren muss.

Relativ schnell kam sogar eine Antwort auf eine der Initiativbewerbungen. Keine simple, bei der sich der Praxisinhaber bedankt, aber ablehnt, sondern eine nette und vielversprechende. So nett und vielversprechend, dass ich gleich dort persönlich anrief für einen Termin. Ich machte quasi Kegel mit Köpfen. Eins der wenigen Sprichworte, die ich tatsächlich beherrsche.

Neue Wege

Das erste Treffen lief ziemlich gut. Ein lockeres, zwangloses Gespräch. Die Praxis war um einiges kleiner, aber offener, heller, einladender. Der Vorteil meiner alten Praxis war zwar der Trainingsraum, aber dieser war viel zu klein, hatte alte Geräte, die zwar noch in Schuss waren, aber dennoch macht das die Tatsache nicht wett, dass dort kein Platz für andere Aktivitäten war. Aber ich als Physiotherapeut bin ja auch kein Pumper und trainiere dementsprechend nicht den Patienten. Ich reguliere Schmerzprobleme, denn mittels Analyse von anatomischen Strukturen und den Verkettungen zu den unterschiedlichen Funktionen, kann ich mit ein paar Tricks und Kniffen diese Schmerzprobleme im Handumdrehen lösen. Somit gab es nur eine logische Entscheidung, bevor ich noch weiter Suche und eine nach der anderen Praxis absagt.

Ich nutze nochmal das „Nägel mit Klöpfen" Sprichwort und sagte dem potenziellen Arbeitgeber zu. Der Vorteil lag in allen Bereichen auf meiner Seite. Ich verdiente mehr, ich bekam die manuelle Therapie zur Hälfte bezahlt (Ching Ching), mein Chef war Osteopath (nicht wie Chiefmaster Kettensäge ein Masseur, der sich für mehr hält) und ich werde Chiefmaster Kettensäge nicht mehr wiedersehen. „Jackpot Alarm!" Ich meine Osteopathie ist das Ding überhaupt! Es ist sanft. Es ist einleuchtend. Es ist ein Studium. Es ist so umfangreich, dass dies logischerweise seriös sein muss. Der einzige Wermutstropfen an der ganzen Sache, es ist sauteuer. Und wenn man alles richtig machen möchte, benötigt man dann noch eine abgeschlossene Heilpraktikerausbildung, welche ebenfalls nicht gerade Peanuts kostet. Das heißt nach ca 5 Jahren habe ich ein Auto auf einem Blatt Papier erworben. Ja klar, damit kann ich richtig gut Geld verdienen, aber ich muss dieses Auto auch erstmal finanzieren, bevor ich damit Geld verdienen kann.

Wie jeden Abend saß ich da mit meinem Smartphone und las mir den ein oder anderen Artikel durch. Mal ging es um Physiotherapie, mal um Technik, um Filme und Serien und hin und wieder wurde mir auch ein Artikel über Schminktipps und Töpferkurse vorgeschlagen. Was das über mich aussagen soll, weiß ich nicht. Was denkt Google eigentlich wer ich bin? Woher meint Google zu wissen, was meine Hobbys sind? Seit Jahren habe ich keinen Töpferkurs besucht. Das eine Mal in der 8. Klasse okay. Das war aber während einer Klassenfahrt, da hatte man auch keine andere Wahl.

Jedenfalls war der Töpferkurs in der darauffolgenden Woche ein voller Erfolg. 3 Schalen, eine Vase, allesamt schön im Vintagelook. Ach, manchmal hasse ich Google Ads. - just joking -

Mein letzter Arbeitstag in der alten Praxis war eher ein nebeneinanderher gewusel. Also eigentlich wie immer, Der Abschied war ein zurückhaltender Moment aller Beteiligten. Chiefmaster war gar nicht da. Er war auf Kur, angeblich. Bei ihm wusste man nie, was wirklich stimmt. Er war ein Schlitzohr auf ganzer Linie. Jemanden, den man nichts anvertrauen sollte. Der nur auf seinen Vorteil aus war. Gut betuchten Patienten wurde der Po gepudert und wenn es dann erforderlich war, versuchte man sie zu melken. Das scheinbar gute Verhältnis wandelte sich, sobald jemand kam, der besser betucht war. Ein ekliges Gebaren. Allein schon die Tatsache, dass er sich nicht verabschiedet hat, keine Worte für mich fand, zeigte sein Werken als Mensch. Gerade für ein neugeborenen Physiotherapeuten, der schlussendlich auch auf der Suche nach einer Art Mentor war, ist es extrem wichtig gut in das Berufsleben zu starten. Ich lege zwar keinen Wert mehr auf seine Meinung, dennoch ist es ein Akt der Freundlichkeit und der sozialen Integrität. Trotz einem „Hate-Empfinden", sollte man als Chef sich wenigstens verabschieden. Zumal es seine Schuld war, dass ich in solch eine missliche Lage geriet.

Naja, Haken dran und Fokus auf neue Taten.

Die ersten Tage im neuen Job waren auf jeden Fall ruhig. Wir arbeiteten im 30 Minuten Rhythmus. Es waren satte 10 Minuten mehr und das entzerrte den Dauerstress gewaltig. Auch wenn das nur ein Trugschluss war, denn die Praxis hatte zwar eine Rezeption, aber diese war nur am Vormittag für ein paar Stunden besetzt. Jeder Anruf wurde von uns Therapeuten im Wechsel entgegengenommen. Das nervt Patienten und Therapeuten gleichzeitig. Wir machten Termine, klärten Rezeptfragen, ließen die Rezepte unterschreiben, übergaben Rechnungen und nahmen MonCherie entgegen. Ziemlich viel, also auch an MonCherie. Der bürokratische Aufwand war immens und hing an uns Therapeuten. Zudem wusste jeder Patient vom geplanten 30 Minuten Rhythmus und wenn nicht offiziell von uns Therapeuten, bekamen sie es spätestens von anderen Patienten mit. Das hatte zur Folge, dass die meisten auch genau das einforderten: „Warum hat sie mehr als ich, das geht ja gar nicht! So eine Frechheit!"

Trotz all dem neuen Wust der Bürokratie, fühlte ich mich dennoch wohl. Das Klima zwischen den Angestellten und dem Chef war super und genau so sollte es auch sein. Die ersten 4 Wochen benötigte ich zur Einarbeitung. Normal. Diese Zeit zum eingrooven finde ich extrem wichtig. So langsam wurde ich aber unruhig und fragte doch einmal nach wegen meiner Fortbildung zur manuellen Therapie. Es war die Absprache, dass ich diese zur Hälfte bezahlt bekäme. Ich stand also direkt vor dem Büro. Klopfte zaghaft an. Ich trat ein, nahm all meinen Mut zusammen, um die Frage zu stellen und wurde plump über den Mund gefahren. Danach erübrigte sich allerdings die Frage, die ich stellen wollte, denn mir wurde vollkommen aus der Kalten heraus vorgeschlagen, die Fortbildung zur manuellen Therapie zu machen. Start in den nächsten paar Wochen. Finanzierung fifty-fifty. Wow! Ich war überrascht und glücklich. Die manuelle Therapie. Der erste richtig große Schritt, um dann vielleicht doch mit der Osteopathie weiterzumachen? Netter Gedanke. Wie viele dachte ich auch von mir, dass ich das bestimmt draufhabe. Mein neuer Chef hatte einige Patienten, die er osteopathisch behandelte. Hin und wieder kam ich in den Genuss einmal zuzuschauen. Ich machte mir dabei meine eigenen Gedanken, was da gerade gemacht wird und wie ich das auch ohne Fortbildung, schon jetzt umsetzen kann. Die Patienten schwebten hinterher aus der Behandlungskabine. Gefühlt passierte in dem Behandlungszimmer aber nichts. Da war immer Ruhe drin. Keine Bewegung. Nur die Hand in den Nacken des Patienten oder auf den Kopf. An den Tagen, an denen ich zuschauen durfte, zoomte ich mit dem in meinen Augen integrierten Fernglas ganz scharf heran und konnte Mikrobewegungen wahrnehmen. Klitzekleine, sanfte, ruhige Bewegungen. Danach stand der Patient auf und seine Rückenschmerzen waren weg. Einfach so. Weg!

Der andere Patient hatte einen steifen Hals. Schmerzen on mass. Mein Chef legte den Kopf des auf den Rücken liegenden Patienten in seinen Handteller. Mit der anderen Hand ertastete er die Wirbelkörper bei der Bewegung des Kopfes. Welcher Wirbel hängt denn fest? Aha! Genau dort. Eine kurze schnelle Bewegung ohne viel Druck oder Zug oder generell. Der Patient lag immer noch locker da. Dabei gab es ein leises Geräusch, welches sich schlecht beschreiben, geschweige denn nachmachen lässt. Doch unabhängig von meiner nicht vorhandenen Kunst der Geräuschereproduktion, stand der Patient auf und fühlte sich befreit. Der Film Exorzist kann einpacken. Emily Rose mit ihrer 180 Grad Kopfrotation mag in einem Horrorfilm einem die Gänsehaut aktivieren. Selbst auf dem Kopf, sodass die Haare zu Berge stehen. Dieser Typ hier konnte seinen Kopf während des Laufens so weit drehen, dass er am Ende der Bewegung immer noch geradeaus in Laufrichtung blickte. Er konnte seinen Kopf befreiter bewegen, ohne Schmerz. Es war eine Sensation. Es war auch kein brutaler Chiropraktiker-Move, sondern etwas himmlisch Sanftes. Was für ein Zauber. Genau das ist der Shit, den ich auch können will. Nach einem längeren Gespräch mit meinem Chef waren wir beide der Ansicht, dass ich am besten erst einmal die manuelle Therapie mache. Diese ist grober könnte man sagen. Dennoch hat sie auch viel damit zu tun, wie man als Therapeut ein Gelenk bei Bewegung spürt. Welche Struktur behindert denn die Bewegung? Kann ich diese Struktur mittels Druck oder Zug dazu bringen, das Gelenk wieder freizulassen? Welche Technik nutze ich denn um dieses spezielle Gelenk zu „befreien"?

Das ist quasi ein gutes Training, um mit exzellenten Fähigkeiten in die Osteopathie zu starten. Außerdem gilt sie in der Physiotherapie als das Nonplusultra. Mit dieser Therapie kann man fast alles therapieren, was im orthopädischen Bereich angesiedelt ist. Also salopp gesagt, alle Gelenke und Muskeln. Also los geht's.

Der heilige Gral: Manuelle Therapie

Ach stimmt, Da wäre noch die Frage nach den Konditionen. Die Fortbildung ist alle paar Wochen für 4 Tage am Stück. Donnerstag, Freitag, Samstag, Sonntag. Diese Tage werden nicht geschenkt, die 2 Werktage müssen also als Urlaub abgegolten werden. Fantastisch. Sarkastisch. Es ist Urlaub für den Allerwertesten. Klar, man weiß ja wofür für: die Zukunft. Ich möchte gar nicht darüber nachdenken, was gewesen wäre, wenn die Fortbildung in einer anderen Stadt gewesen wäre. Zum Glück findet sie genau hier statt, in Würzburg. Ich konnte jeden morgen beruhigt hinlaufen und vor allem zu Hause schlafen. Der Einzige, der etwas mehr Stress hatte, war Chris. Ja genau, Chris. Schon wieder absolvierten wir beide die gleiche Fortbildung am gleichen Ort. Diesmal kam er immer zu mir nach Würzburg. Kost und Logis umsonst. My brother from another mother.

Er war heiß auf diesen manualtherapeutischen Shit, genau wie ich. Ebenfalls war er heiß auf Osteopathie, genau wie ich. Zusammen werden wir das Ding schon meistern. Der Vorteil oder besser der absoluter Oberknaller: Es war nicht nur irgendeine manualtherapeutische Fortbildung. Sie integrierte osteopathische Techniken und Strategien. Es war eine IMT - integrative Manuelle Therapie. Wir wussten es bis zu diesem Zeitpunkt gar nicht. An unserem ersten Tag, als wir dort waren, erfuhren wir von diesem Fakt. Unsere Augen glichen den von

Makis. Im Verhältnis zum Kopf halt vieeel zu groß. Aber wer würde da nicht solche Augen bekommen? Die ersten Stunden waren sehr interessant. Klar gingen wir einiges durch, was wir schon kannten. Vor allem Anatomie und Physiologie waren uns nicht unbekannt. Wir waren schließlich frisch aus der Schule und wussten noch einiges davon. Okay man glaubt gar nicht, wie schnell das ein oder andere Wissen verschwindet, wenn's nicht benötigt wird. Aber man fuchst sich da schon wieder rein, ist ja nicht das erste Mal, das man es geschafft hat. Wir begannen mit einem harmlosen Gelenk, dem Knie. Und egal welche Frage wir stellten, der Dozent wusste alles. Die ersten Techniken, die wir lernten, waren simpler, manualtherapeutischer Natur. Aber weit gefehlt - von wegen easy Job. Wir müssen wissen, wie man das Knie festhält. Wie man in welcher Position, mit welchem Druck und bei welcher Problematik das Knie mit einer spezifischen Technik mobilisiert. Das I-Tüpfelchen wäre gewesen zu wissen, welche Struktur im Detail man versucht zu bearbeiten. In meinem Kopf klangen alle Antworten extrem logisch. Ich hatte dennoch ein komisches Gefühl dabei, da mir der gewisse Klick fehlte und ohne Klick geht auch kein Licht an. Ich habe alle Zusammenhänge verstanden. So ist es nicht.

Die Biomechanischen Gedankenexperimente konnte ich nachvollziehen und mein Verständnis für Physik, solange ich nichts berechnen muss, war bei mir schon immer ein Garant für gute Noten. Dennoch loderte in mir eine kleine Flamme der Skepsis, die wie wild hin und her sprang, aber gegen das Fegefeuer der manualtherapeutischen Expertise kam sie nicht an. Tausende Patienten beweisen schließlich, dass es funktioniert, also ran glotzen Bro. Schule deine Fertigkeit des Spürens. Versuche die einzelnen strukturellen Verkettungen zu akzeptieren und zu verinnerlichen.

Beispiel gefällig? Ein Mensch läuft auf dem Weg zu seinem Date, zu dem ersten Date mit dieser entzückenden Dame, in seinen neuen, teuren und eleganten Schuhen, um Eindruck zu schinden. Leider sind diese noch sehr ungewohnt zu tragen und kombiniert mit einem Bordstein eine böse Falle. Er knickt um, gewaltig. Peter ist ein Mann. Er ist stark. Er biss die Zähne zusammen. Er zieht es durch. Solange es nicht blutet und die Schuhe versaut werden, ist alles okay und vielleicht spendet sie ihm ja ein wenig Trost. Das leichte humpeln bringt ihn zu einer strategisch gut positionierten emotionalen Geschichte, um Eindruck bei der Dame zu schinden. Am Abend nach dem Date beginnt allerdings die Misere. Dicker Fuß und Schmerzen.

Zeitsprung! eine Woche später: Aus dem anfänglichen Seekuh-Fuß ist wieder ein normaler Menschenfuß geworden. Die Schwellung ist weg, aber eine wunderbare Färbung ist zu sehen. Die Schmerzen im Fuß halten sich auch in Grenzen und haben sich schon sehr gebessert. Doch so langsam kommen Schmerzen im Becken hinzu. Genau auf der gleichen Seite, auf der auch der Fuß umknickte. Kann das Zufall sein? Nein! Zumindest laut dem Verkettungsprinzip, so nenne ich es einfach mal. Na, dann aufgepasst. Durch das Umknicken geriet der Fuß in eine unsäglich ungünstige Position. Verschiedene Bandstrukturen am äußeren Knöchel, welche die Fußwurzelknochen mit dem Wadenbein verbinden, haben durch die ruckartig entstandene Position des Fußes, impulsiven und starken Zug auf dieses Wadenbein ausgeübt. Dieses sitzt durch den mächtigen Zug nach unten sowie der Verletzung und der damit einhergehenden verstärkten Kontraktilität der Bandstrukturen, weiter unten als das üblich wäre.

Auf gut deutsch - Das Band ist zu kurz und zieht das Wadenbein nach unten. Natürlich reden wir hier von Millimeter oder wahrscheinlich eher von Tendenzen. Am oberen Punkt des Wadenbeins, wo es am Knie befestigt ist, setzt der Bizeps des Oberschenkels an. Durch den kontinuierlichen, wenn auch minimalen Zug des Wadenbeins an diesem Muskel, überträgt dieser mittels faszialer Strukturen diese Zugkraft auf das Becken, von dem der Muskel ursprünglich kommt. Das hat zur Folge, dass die Beckenschaufel in eine andere Position gezogen wird, verglichen zu der Beckenschaufel der gegenüberliegenden Seite. Diese Asymmetrie ist einfach viel zu viel Belastung und kann zu Schmerzen führen. Natürlich könnte man das nach oben bis zur Schulter, ja sogar bis zum entstehenden Kieferschmerz weiterspinnen. Damit beschäftigt sich die Osteopathie ganz immens, aber eben auch die moderne manuelle Therapie, welche die Osteopathie, je nach Anbieter eben integriert hat. Wow, was für ein harter Tobak und davon gibt es 100 weitere mögliche

Verkettungen. Aber Peter kann maximal geholfen werden. Ich hoffe ja das sein Date trotzdem gut verlaufen ist und mehr daraus wurde. Von diesen logisch klingenden Verkettungen zu hören, hat mich maximal geflasht und die Osteopathie rückte in meinem Kopf immer näher. Wir können natürlich in der Fortbildung zur manuellen Therapie nicht alle Verkettungen besprechen, aber allein dieses Beispiel bringt einen schon so weit, dass man selbst Verkettungen erkennt. Maximaler Hype.

Die bürokratische Voraussetzung für die Fortbildung zum Manualtherapeuten ist unter anderem, dass man in einer Praxis tätig ist. Schließlich muss man ja auch das Anwenden und üben, was man lernt. Auch wenn es eine rechtliche Grauzone ist. Anwenden ja, aber abrechnen Nein. Was ist aber, wenn etwas passiert aufgrund meiner Inkompetenz, als noch nicht fertig ausgebildeter Manualtherapeut? Zum Beispiel das Übergehen der bestehenden Diagnose Osteoporose, also einfach gesagt brüchige Knochen oder das Ignorieren von positiven Safety Tests. Diese geben dir Aufschluss darüber, ob du deine manualtherapeutische Behandlung sicher durchführen kannst oder nicht, denn bei nicht beachten dieser oder ähnlicher Dinge, könnte es zum Patientenschaden kommen. Aber es weiß ja keiner, dass sich das angewendet habe. Der Patient wird ja nicht erkennen, ob ich eine krankengymnastische, eine manualtherapeutische oder gar eine osteopathische Technik angewandt habe. Ach, ich hasse Grauzonen. Ich liebe es eigentlich schwarz und weiß zu mischen oder generell Buntes entstehen zu lassen, doch rechtliche Grauzonen sind mir ein Graus.

Mit der Zeit fielen mir immer mehr Verkettungen auf. Ob nun aus dem Regelkreis der Osteopathie oder nur aus meinem Kopf, sollte egal sein, denn die meisten Schmerzen konnte ich dem Patienten verlässlich erklären. Der Patient möchte ja auch wissen, warum seine Schmerzen da sind. Er benötigt etwas zum Anfassen, etwas Greifbares, etwas Gewöhnliches, was er sich auch einfach vorstellen kann. Wenn das Fahrrad sich nicht mehr fahren lässt, dann checkt man die Lage und sieht eventuell, dass die Kette rausgesprungen ist. Kann ich anfassen. Kann ich sehen. Kann ich reparieren. Diese Analogie zur Reparaturwerkstatt passt doch eigentlich immer, oder?

Plötzlich weht ein anderer Wind

10:36 Uhr. Das Telefon klingelte. Ich war gerade eben erst am Telefon, um Termine auszumachen, also wird ein Kollege oder mein Chef persönlich rangehen. Ich wartete noch etwas und hielt inne, klappt es oder klappt es nicht? Puh! Das Klingeln wurde beendet. Endlich wieder Ruhe. Das Einzige, was ich vernahm, waren schnelle Schritte, die immer lauter wurden. Sie kamen näher. Immer näher. Ich weiß nicht, was angsteinflößender ist. Laute, Stampfende, langsame Schritte oder schnelle, fast schon stürmende Schritte. Mein Adrenalin schoß durch den ganzen Körper. Ich spürte regelrecht, wie das Telefon zu mir gelangen möchte, als ob Magie dahintersteckt. Mein inneres sensitives Wesen drängelte sich vorbei, um die Oberhand zu übernehmen. Ich vernahm jedes Geräusch bis zu dem Zeitpunkt, als die Schritte des Wahnsinns abrupt anhielten

Stille. Einfach nur Stille. „Poch Poch Poch!" Die zarten Knöchelchen meiner Kollegin waren nicht gerade prädestiniert für intensive Klopfattacken. Ich weiß nicht, ob es an meiner verstärkten Sensitivität in diesem Moment lag oder einfach nur, weil der Raum, in dem ich mich befand, groß und leer war und demnach einen imposanten Hall erzeugen konnte. Aber dieses zarte süße Klopfen hörte sich an, wie das Klopfen eines Tyrannen mit hochrot gefärbtem Kopf, stark hervortretender Vene auf der Stirn und Speichelfäden zwischen den Zähnen, die bei dem ersten Wort mit hartem Konsonanten durch die Gegend fliegen würden. Dieses Gefühl. Diese Gedanken. Verrückt. Die Türe öffnete sich und nichts dergleichen passierte.

Ein sanftes: „André?" erklang und mir wurde mitgeteilt, dass meine Frau am Telefon ist. Gedanken kreisten um mich herum. Mein Hirn produzierte innerhalb von Sekündchen, heftige Blockbuster Movies. Meine innere Stimme schrie mich an: „Nimm die Blockbuster Movies auf und speichere sie. Dann kann sich das MCU mit ihren niedlichen Strumpfhosenhelden warm anziehen."

Im Grunde kann es nur um eine Sache geben, weshalb sie anrief. Schweißgebadet und zitternd nahm ich den Hörer entgegen. Die ersten Worte, die ich vernahm, waren „HILFE! WEHEN! ES GEHT LOS! SCHNELL!" Wie ein Blitz schoß ich los. Ich war nicht zu halten. Im Sprint rief ich meiner Kollegin hinterher: „Ich muss los, ich werde Papa!"

Es war natürlich alles abgesprochen. Der Chef wusste Bescheid, Patienten wussten Bescheid. Die meisten waren ja schließlich Stammpatienten und wussten über mich und mein Leben, genauso viel wie ich über ihr Leben. Es waren gefühlt Kumpels und Kumpelinen, die jede Woche aufs Neue vorbeikamen, auf eine Tasse Kaffee oder Tee.

Zu Fuß jagte ich durch die Stadt. Oder war es eher eine Flucht? Eigentlich beides. Auf der einen Seite flüchtete ich vor der Situation, vor dieser neuen Situation, und zwar aus Angst. Aus Angst diese nicht bewältigen zu können. Auf der anderen Seite jagte ich dieser Situation hinterher, denn ich muss jetzt abliefern. Egal was, die Intensität des Rennens bleibt die gleiche, egal welcher Kontext. Ich wich Gegenständen und Menschen aus, schlug Saltos und wirbelte wie ein Tornado umher. Haustür offen? Nein! Also klingeln und sich dennoch die Frage beantworten, wo ist der Schlüssel? Ah! Da! Rausholen, reinstecken, reinstecken, reinstecken. Ich war so nervös, dass ich dieses klitzekleine Loch nicht mehr traf - ein Hoch auf altmodische Türen mit grobschlächtigem Schlüssel.

Geschafft! Während ich die Tür aufdrückte, hörte ich den Türsummer. Ich rannte nach oben und die Türe stand schon offen. Triefend vor Schweiß stand ich da. Jetzt würde ich mich eigentlich ausziehen, schweißgebadet wie ich dastand.

Meine Freundin stand auch da. Sie schaute mich an. Sie hatte eine Schüssel in der Hand. Aus der Schüssel ragte ein Schneebesen und dieser wiederum steckte im Teig. Seit Jahren versuche ich schon von meiner Frau Teig zu ergattern. Kein gebackener Teig, sondern einfachen, frisch zubereiteten Teig mit Schokostückchen, den man mit dem Finger aus der Schüssel naschen kann. Wie damals als Kind bei Mama. Himmlisch! Und jedes Mal, wenn sie da steht in der Küche, lechze ich danach. Ich bekomme aber nur eine Schüssel, die bis zum letzten Bisschen ausgekratzt ist, da jedes bisschen Teig verwendet werden muss. Diese hier, dürfte ich auch auskratzen. Jo! Genau!

Doch in diesem Moment war mein Gedanke nur, sie zu schnappen. Sie runterzutragen, ins Auto zu werfen, mich ans Steuer zu setzen und ab ins Krankenhaus zu fahren. Sie stand aber relativ entspannt da und rührte. Der Babybauch besudelt mit Mehl. Auf dem Babybauch lagen sogar ein paar Schokostückchen. Ein Bild für die Götter. Sie entspannt im Flur, Teigschüssel im Arm, Chill Out Music im Hintergrund. Ich hechelnd im Flur. Pitschnass vom Schweiß, pumpend wie ein Maikäfer. Prustend stand ich da und wollte wissen was los sei, da sie nicht so aussah, als ob ich sie ins Krankenhaus bringen müsste. Ich erzählte ihr von dem Anruf und sie Lachte laut auf. Ich habe da einfach etwas Komplett falsch verstanden.

Sie sagte: „WILLLSTE eher Brownies? Die bleiben halt immer so KLEBEN! Hach, bald GEHT ES LOS! Das wird bestimmt super, gell?" Was eben so viel bedeuten könnte wie: „HILFE! WEHEN! ES GEHT LOS; SCHNELL!"… in meiner Welt.

Funny. Eine ungeplante, vorbereitende Übung. Heute Abend treffen wir uns mit Freunden. Geburtstagsparty und sie trifft die ersten Vorbereitungen. Klassischer Fall von Fail-Alarm. (Nettes Wortspiel, fiel mir gerade auf). Interessanterweise blieb mir diese Story im Kopf hängen. So witzig wie sie ist. Die Bedeutung dieser Story ist umso wichtiger. Es geht um Wahrnehmung. Im Kurs der manuellen Therapie wird es nämlich langsam brenzlig, denn es geht immer mehr um die Behandlung vom Volksleiden Rücken. Also die Behandlung von Rückenproblematiken, was eventuell durch die Mobilisation von einzelnen Rückensegmenten behandelt werden kann. Das ist der Bereich, der 2 Wirbelkörper umfasst und wahrscheinlich sich nicht gut bewegen lässt. Das versucht man natürlich herauszufinden und dafür gibt es verschiedene Methoden.

Einfaches Beispiel: Der Patient sitzt auf der Behandlungsbank. Der Behandler versucht den Rücken des Patienten, der ganz locker und entspannt sitzt, in Schwingung zu bringen. Durch die Hand, die auf dem Rücken liegt, versucht der Behandler zu erspüren, welcher Bereich der Wirbelsäule nicht so harmonisch mitschwingt. Das kann er mit einer erweiterten Technik herausfinden. Allerdings sind die Modelle der Biomechanik, wie sich ein Wirbel bewegt, mega komplex und besprechen wir nicht. Obwohl! Ein kleines Stelldichein diesbezüglich hat noch niemanden geschadet. Ich mache es kurz und knapp. Die Biomechanik gibt es einmal. Das ist quasi die Physik dahinter, wie sich ein Wirbel bewegt. Wie er sich dreht oder kippt. Je nach Anatomie der Gelenkflächen ergibt sich daraus, wo die jeweilige Drehachse sitzt. Ein großes „Aber" zerstört diese Einheitlichkeit der Biomechanik. Es gibt nämlich mehrere manualtherapeutische Konzepte, die das ganze unterschiedlich interpretieren und therapieren. Man lernt aber lediglich ein Konzept pro Weiterbildung. Uns wurde immer gesagt, dass es natürlich auf den Patienten ankommt, welches Konzept ich anwenden muss. Das sei bei jedem anders. Das würde bedeuten, dass man im Vorfeld schon festlegen müsste, welchen Patienten ich annehme und behandle, da ich davon ausgehen muss das mein gelerntes Konzept vielleicht nicht für ihn passt? Aber wie finde ich das raus?

Das war und ist alles ziemlich tricky, aber dennoch total interessant. Und wenn solche kleinen Methoden, die aber nur durch mich durchführbar sind, dazu beitragen, den Patienten zu heilen, dann ist das doch spitze. Keine ekligen Schmerzmittel mit Nebenwirkungen, keine aufwändigen OP s mit marginalen Verbesserungen.

Kopfsalat

Das alles musste ich gleich probieren. Voller Vorfreude wusste ich, dass Herr Kramer, ein Rückenschmerzpatient, die geeignete Testperson ist. Ich erklärte ihm mein Vorhaben und er durfte frei entscheiden. Er willigte ein und ich konnte mich austoben. Herr Kramer war circa 1 Meter 86 groß und wog satte 130 Kilogramm. Muskelmasse oder Fett ist nicht von Bedeutung aber das Verhältnis war schon eher kritisch zu betrachten, was heisst, er ging nie unter beim Schwimmen. Er saß da, und ich wollte ihn in Schwingung bringen. Puh, du glaubst gar nicht, wie sehr ich anfing zu schwitzen und das nicht nur vor Anstrengung. Ich bin ein starkes Kerlchen, easy, aber adäquate Informationen aus dem Schwingen herauszulesen war nicht möglich. Ich wurde nervös keine Aussage treffen zu können. Also dachte ich mir - Mobilisation auf Verdacht. Ich legte meine Hände an wie gelernt. Aber, wo soll ich? Wie jetzt meinen Daumen? Finger drunter? Drüber? Was ich sah, war nichts! Da war einfach nur ein Klumpen rücken mit Haut, Fett und Muskeln. Von den Haaren mal ganz abgesehen. Aber wie zur Hölle, soll ich mich dort irgendwo und irgendwie anhaken? Wäre ich ein Kletterer, würde ich den Trail aufgeben. Keine Chance. Also machte ich irgendwas. Irgendwas, was eine gewisse Intensität hatte. Ich mochte mir nicht die Blöße geben, dies nicht zu beherrschen. Herr Kramer kommt ja auch nicht umsonst hierher. Er möchte Resultate. Also drückte ich meinen Daumen unspezifisch in den Rücken rein, bewegte ihn nach oben, nach links unten, nach rechts, setzte ein paar Impulse und meinte dann, dass ich fertig sei und er doch bitte testen soll, wie es ihm geht. Er verdrehte sich abnormal und schlängelte sich wie eine Schlange durch das Gebüsch. Und das komplett ohne Schmerzen. Als er loslegte, dachte ich mir so: „Oh Herr Kramer, bitte vorsichtig!" Aber er konnte alles machen. Er bedankte sich und ging. Ich blieb zurück, erschlagen von Meter großen Fragezeichen, die auf mich einprasselten. Mich regelrecht verprügelten. Ich habe doch nichts weiter gemacht. Nur hier und da ein bisschen gedrückt. Also warum habe ich den gleichen Effekt, den ich erwarten würde, wenn ich alles korrekt ausgeführt habe? Seltsam. Aber ich tat es als Anomalie ab. Vielleicht kann mein Dozent es mir erklären. Oder aber ich recherchiere.

Genau das tat ich. Warum wochenlang warten, wenn ich die Lösung vielleicht schon morgen haben könnte? Es gab ja Facebook. Bisher habe ich Facebook eher genutzt als das, was es für viele Menschen war. Hauptsache dabei sein und ein paar Infos über Filme, Bands, Updates, Nachrichten und so weiter zu ergattern. Also schaute ich einmal nach, was Facebook noch so alles zu bieten hat. Da gibt's ja allerhand informative Beiträge und Gruppen. Eine Gruppe war überdimensional groß. Physiotherapie Deutschland! Eine Gruppe von Physios, mit Physios und für Physios. Physios je öfter man das sagt, umso seltsamer klingt es. Physios, Physios, Physios. Ich trat also ein, um sofort die ersten Fragen zu stellen oder zumindest hier und da meinen Senf dazuzugeben. Schrecklich, dass man sich selbst wiederfindet als derjenige, der meint, alles besser zu wissen und immer eins draufsetzen muss. Grundsätzlich stellte ich mir solche Fragen: Wie kann ich sichergehen, dass ein Muskel tatsächlich verspannt ist, wenn ich doch ein anderes Gespür habe als der andere Therapeut?", „Kann ich wirklich am Becken Bewegung spüren? Der zentrale Punkt des Körpers, an den sich die meiste Kraft bündelt, bewegt sich, der muss doch stabil sein, fest?", „Kann ich wirklich die Bewegung von Faszien spüren und das selektiv, aller umgebenden Bewegung wie Puls und Atmung?", „Warum reicht es nicht, ein Gelenk zu bewegen, um die Beweglichkeit zu verbessern? Warum muss ich da etwas am Gelenk machen, was es von Natur aus sowieso nicht einzeln macht?" Ich hatte viele kritische Fragen im Kopf. Viele stellte ich nicht. Ich wollte ja nicht als Dummkopf dastehen, also suchte ich die Beiträge raus, bei denen ich als neunmal klug durchgehe, da ich eine brillante Antwort parat hatte. Insgeheim hoffte ich, in den Beiträgen anderer, Antworten auf meine Fragen zu finden. Doch was ich fand, war purer Hate. Da waren einige Kommentare von Usern, die alles, was ich jemals lernte, in Frage stellten. Die immer Gegenbeweise lieferten. Immer wieder mit Studien kamen und mein Wissen und meine Erfahrung als klitzekleine Sache abtaten. Naja, nicht als klitzekleine unwichtige Sache, aber eher als zweitrangige Sache. Ihre Aussagen waren meistens, dass adäquate Studien sowie Guidelines, also Leitlinien, in erster Linie bevorzugt werden sollten. Deren Inhalt muss zudem abgeglichen werden mit meinen Erfahrungen als Therapeut und die des Patienten, um eine passende Strategie zu entwickeln. Mir wurde häufig gesagt, dass manuelle Therapie bisher auf keiner wissenschaftlich belegbaren Grundlage beruht oder dass ein Training mehr wert ist als dem Triggern bzw. dem Drücken von bestimmten Punkten auf schmerzhafter und verspannter Muskulatur.

Ebenso kam hinzu, dass Faszientherapie auch so ein medienmarketing Gag ist oder dass Kinesio-Tapes einfach nur auf der Haut kleben und schön aussehen. Das war vielleicht nervig. Da ist so eine Gruppe von nervigen Leuten, die mein ganzes Wissen, auf dem ich mich Berufe, komplett in den Dreck ziehen und versuchen zu demaskieren. Ich war stinksauer. Was bilden die sich denn ein, alles besser zu wissen? Die kommen mit Studien. Traue keiner Studie, die du nicht selbst gefälscht hast. Ich gehe nach dem Prinzip „Wer heilt hat Recht". Genauso, und genau das mache ich jetzt. Ich lass mir doch nicht vorschreiben, wie ich zu therapieren habe. Ich hatte jemanden mit starkem Kopfschmerz, sanft die Hände in den Nacken gelegt. Meine Fingerbeeren stützten seinen Kopf über seine kurzen Nackenmuskeln direkt am Übergang von C-0 zu C-1 und C-2, also Hinterkopf (C-0) um den ersten (C-1) und zweiten (C-2) Halswirbel. Dort bewegte ich sanft meine Finger und versuchte zu erspüren, wie seine Faszien sich bewegen, um dort leichten Input dagegen zu geben. Ich versuchte auch leicht zu ziehen, also nicht den Kopf abzuziehen, wie von einer Legofigur - wäre auch eine wahnsinnige Sauerei - sondern zart, so dass man spüren kann, wie diese faszialen Strukturen unter Spannung geraten. Aber nur leicht unter Spannung. Was soll ich sagen, es hat geklappt. Er ging befreit von Schmerz und Spannung nach Hause. Ein weiterer Erfolg. Ich dachte mir, wenn es so einfach ist, dann kann ich das ja auf sämtliche Strukturen im Körper transferieren. Also easy Job, oder?

Kennst du das, wenn du etwas sagst und mitbekommst, dass irgendwas nicht passt? So ging es mir in diesem Moment. Wie oft kam denn dieser Patient schon zu mir? Einmal, zweimal? Nein, er war vorher schon bei meinem Chef. Davor, in einer anderen Praxis. Immer wieder tat es sehr gut. Er war hinterher schmerzfrei. Kam aber dennoch immer wieder und zeigte erneut, wo es schmerzt. Sollte es nicht eigentlich schon längst weg sein? Also ich habe doch das Problem beseitigt. Er war doch schmerzfrei. Wie oft soll das denn noch passieren? So gingen verdammt nochmal Tage ins Land. Melancholie machte sich breit. Bin ich auf dem richtigen Pfad? Sollte ich mir Gedanken machen? Ich möchte nicht etwas machen, was nichts nützt. Wozu mache ich denn das Ganze dann? Ich möchte doch helfen und nicht jedes Mal aufs Neue das Problem wegstreicheln.

Der Sinn des Lebens…

… ist deinem Leben einen Sinn zu geben! Es wurde immer brenzliger. Der Tag der Tage rückte näher. Prüfung, aber nicht die Prüfung, die mich aktuell in den Wahnsinn treiben würde, wenn es darum ginge, irgendwelche Gelenkkörper von links nach rechts zu schieben und gegeneinander zu verdrehen. Es ging um die Prüfung des Lebens. Die Geburt meines Sohnes. Das war keine Sache, die man einfach so nebenbei abwickelt. Das war ein hoch emotionales, tiefgreifendes Erlebnis. Da wird ein Mensch geboren. Ein kleines Ich. Eine Mini-Version meiner selbst und meiner Freundin. Eher ein kleines WIR. So klein und dennoch so groß. Ich würde es niemals loslassen. Keinen Tag missen wollen. Ich würde es beschützen wollen, vor allem negativen. Ich würde dem kleinen Menschenwesen alles beibringen wollen, was ich weiß, auch wenn das vielleicht nicht viel ist. Aber dann zumindest, wie man in dieser Welt mit Menschen umgeht, damit man trotz der Fails, die man fabriziert, immer noch ein Teil der Gesellschaft bleibt. Unser Sohn wurde geboren und wir sind weiterhin das

Team, das zusammensteht und allen Widrigkeiten zum Trotz weiter geht. Die Versuche des kleinen Monsters zu trinken, waren eher von wenig Erfolg gekrönt. Doch wir probierten es weiter. Es stellte sich gar nicht die Frage, ob Fläschchen oder nicht. Es war keine Option. Er muss auf herkömmliche Weise trinken. Aber das wird schon. Jetzt soll das junge, frische Elternpaar erst einmal nach Hause und warm werden mit dem kleinen Racker. Die gemeinsame Zeit ist sowas von wichtig, gerade in den ersten Wochen. Zum Glück hatten wir kulante Arbeitgeber, die uns dies ermöglicht haben. Leider wollte das mit dem Trinken nach wie vor nicht so klappen. Bis wir den Schritt wagten, ins Krankenhaus zu gehen. Dort angekommen stellte man fest, dass er kerngesund war. Klar, er war ja gefühlt gerade noch im Krankenhaus, da hätte man schon ein Problem oder eine Krankheit festgestellt. Das einzige Problem, er war dehydriert und bekam sofort seine erste Infusion. Das war nicht schön anzusehen, beziehungsweise zu erleben. Deinem Kind wurde eine Nadel in den Arm gerammt, auf den Kontext kommt es an, aber dies zu sehen ist einfach schrecklich. Ich weiß gar nicht, wann ich das letzte Mal überhaupt so intensiv weinte. Kennst du das, wenn sich im Rachen alles zusammenzieht und brennt? Deine Tränen unaufhaltsam wie ein Rinnsal deine Augen verlassen? Deine Gedanken sich nur darum kreisen, wie das Ganze ausgehen wird? Du dir zig Fragen stellst: Hast du etwas falsch gemacht? Bist du überhaupt geeignet als Vater? Wie dich 1000 Szenarien sekündlich begleiten und du keinen klaren Gedanken fassen kannst? So etwas wünscht man keinem.

Zum Glück war er in guten Händen. Es war auch nicht so, dass er in Lebensgefahr gewesen wäre. Es war aber eine Situation, die professionelle Hilfe bedurfte. Er wurde mit Infusionen aufgepäppelt. Ich fühlte mich so, als ob ich auch eine Aufpäppelung benötigte. Doch ich musste stark sein. Nacht für Nacht schlief ich auf einem viel zu kleinen und unbequemen Sessel. Das große Ziel vor, den Augen: Trinken, der kleine soll trinken. Getrieben vom Wahn der Hebammen und Pfleger solle er doch bitte an der Brust trinken, was ja richtig ist und was ich befürworte. Doch wenn es nicht geht, dann geht es nicht und dann müssen wir eben die Alternative wählen. Das Fläschchen! Ob abgepumpte Milch oder in Pulverform, das werden wir später sehen, Hauptsache er trinkt. Und der

Trank. Er trank genüsslich, aber auch ekstatisch. Ich sah einfach keinen Sinn darin ihn weiterhin so gestresst zu sehen. Ich mußte die Flasche einfach einfordern und ich fühlte mich gut damit.

Mein Sohn war demzufolge ein Flaschenkind, aber Hauptsache war er trank endlich und ist gesund. Das Interessante ist, dass mir schon damals gezeigt wurde, dass man es als Eltern schwer hat in der Gesellschaft, vor allem auch im Job. Als Physiotherapeut bekomme ich das immer wieder direkt ins Gesicht geworfen. Wie so ein dicker Batzen Dreck. Wenn dein Kind krank ist, spürt man durch das Telefon den erbosten Blick des Kollegen oder der Kollegin. Ein kurzes: „Gute Besserung!" ist gespickt mit dem Blick eines einem Todwünschenden Rache Engel. Sofern das gute Besserung überhaupt durch die Leitung dringt. Oftmals hört man das „gute Besserung" durch ein galaktisch lautes Hörerauflegegeräusch unterbrochen, gute Bess… . Das perfide an der Sache ist - ich verstehe es. Jetzt müssen die Kollegen alle Termine absagen. Verschieben geht nicht. Sie haben ja selbst welche. Genau! Und zwar jetzt! Genau jetzt. Wie sollen sie diese Absagen, wenn sie selbst gerade zu tun haben und ihr Plan voll ist? Es ist einfach eine Mehrbelastung.

Doch für mein krankes Kind und die außerordentlich ekligen Situationen kann ich auch nichts. Im Grunde muss ich mich nicht aufregen, da alles geklärt ist über die Krankenkasse. Aber dieses gesellschaftliche Anecken, dieses Gefühl ein Störfaktor zu sein… das ist kein schönes Gefühl. Für mich wurde es immer stressiger. Mein Kopf platzte regelrecht. Hin und hergerissen zwischen der täglichen Verantwortung mehreren Personen gegenüber. Ich muss es dem Arbeitgeber recht machen für die medizinischen Behandlungen der Patienten, um Geld zu verdienen für die Familie, die aber wiederum gerne mehr Zeit mit mir verbringen möchte und mir selbst gegenüber, da ich in den beiden Welten zwischen Arbeit und Familie irgendwie auch selbst noch da bin. Natürlich geht es den anderen auch so. Meiner Frau, meinem Arbeitgeber, dem Nachbar - okay, der nicht, der chillt wirklich sein Leben - Dennoch war man vorher diesem struggle einfach nicht ausgesetzt und dafür gibt es kein Patentrezept.

Neben diesen Dingen gab es immer noch meine berufliche Zukunft bezüglich meiner Orientierung als Therapeut. Ich war immer noch gefangen. So langsam füllte sich mein Kopf mit einem riesigen Brocken Skepsis. Könnten die Hater auf Facebook Recht haben? Ich dachte mir, dass ich das ganze rekapitulierend muss. Ich muss mir diese Studien mal durchlesen. Ja leichter gesagt als getan. Also lesen kann ich ja und wenn ich Google Übersetzer nutze, dann könnte ich sogar irisch oder Sanskrit lesen. Aber der Inhalt ist so komplex, dass man dafür tatsächlich studieren muss oder zumindest einen Kurs besuchen, der alles Nötige vermittelt. Oder der schwere Weg: einfach sich die Basics, wie man Studien liest im World Wide Web organisieren. Yes. Das ist leichter gesagt als getan, aber es muss sein. Ich möchte Klarheit haben. Zu Wissen, dass das, was ich mache, eigentlich nicht funktioniert, kann ich nicht auf mir sitzen lassen. Dazu muss ich erstmal ergründen, warum ich dennoch Erfolge verzeichne. Ich analysierte einige meiner Behandlungen. Was hatten sie alle gemeinsam? Grundsätzlich lagen alle meine Patienten auf der liege. Was haben die Patienten gemacht? Nichts. Meine Patienten haben nichts gemacht. Und was habe ich gemacht? Alles. Ich habe alles gemacht. Wie oft kamen die Patienten? Regelmäßig. Immer und immer wieder. Könnte da ein Zusammenhang bestehen? Still und heimlich, den Drang widerstehend zu kommentieren, las ich mir einige Posts und Kommentare von den Hatern bei der Facebook Gruppe „Physiotherapie Deutschland" durch. Dort wird genau das kritisiert. Der Patient wird zu sehr passiv behandelt. Die Behandlung sollte mehr aktiv stattfinden.

Auch wenn ich mir nicht vorstellen konnte, warum das besser sein sollte, ließ ich mich auf das Experiment ein. Neben täglicher Recherchearbeit, um diese gigantischen Studien zu verstehen, versuchte ich sukzessiv genau das umzusetzen. Mehr Aktivität in der Therapie war nicht so leicht, wenn man Patienten hat, die nur hinlegen gewöhnt sind. Zudem ist es nicht so leicht, wenn die Räumlichkeit nicht geeignet ist.

Hinzu kommt: Ich muss es ja auch erklären können. Etwas zu wissen ist das eine, aber auf unvorbereitete Fragen zu antworten, zu einer Thematik, die man noch nicht zu 100% verinnerlicht hat, ist eine wirkliche Herausforderung. So erging es mir. Was mich wirklich fuchste! So grundsätzlich ist diese Art der Therapie ja genau das, was ich intrinsisch auch präferiere. Ich bin selbst Sportler und weiß, wie wichtig es ist, aktiv zu sein. Ich weiß auch, wie wichtig es ist, seinen Körper zu stählen oder zumindest fit zu halten. Jetzt muss ich aber dem Patienten erklären, dass seine Schmerzen in der Schulter nur dann besser werden, wenn er das macht, was schmerzhaft ist. Wow, wow, wow, wow. Das heißt, wenn du der Faust ausweichen willst, dann musst du mit der Nase genau darauf zusteuern! Das ist doch Blödsinn!! Obwohl? Ich drücke doch auch auf den Muskel und der weh tut, um dadurch den Schmerz zu beseitigen. Also kann ich doch auch den Muskel in Aktivität setzen, denn das ist ja auch das, was er in der Regel macht. Insofern ist das doch sinniger, als darauf herumzudrücken. Oder?

Boah, ist das kompliziert. Ich war so verwirrt, dass mir die anstehende Prüfung gedanklich immer schwerer fiel. Wie soll ich diese schaffen, wenn mein Hirn sich wie ein zerknülltes Blatt Papier anfühlt, welches man versucht zu entknüllen, ohne dass es dabei zerreißt? Diese ganze Biomechanik ist mega interessant und diese zu lernen voll easy, denn es ist relativ logisch. Wenn man weiß, wie etwas anatomisch geformt ist, weiß man auch, wie sich so ein Gelenk bewegt. Einfache Mechanik, die so mancher Mensch verinnerlicht hat. Wie das Ding mit der KinderWippe. Jeder weiß, was passiert, wenn man auf der nach oben gestellten Seite ein dickes, großes Kind setzt und auf der nach unten gestellten Seite ein dünnes, kleines Kind… Genau! Die Seite des dicken Kindes geht runter, die Seite des Dünnen nach oben. Was ist, wenn man das dicke, große Kind aber auf die nach oben gestellte Seite von einer Box aus springen lässt? Nochmal Genau! Das dünne, kleine Kind wird nach oben katapultiert. Der Teil 2 der Analogie ist unnötig, aber die Vorstellung einfach zu köstlich, als sie einfach hinten runterfallen zu lassen.

Es könnte so einfach sein

So simpel war Biomechanik. Ist das das Geheimnis, um durch die Prüfung durchzukommen? Ich hoffe es, sonst habe ich ein Problem. So langsam fühle ich mich veräppelt. Die Studien, die ich für mich analysiert habe, waren echt phänomenal. Anaylse hört sich schon sehr schlau an. Davon bin ich aber noch weit entfernt. Teilweise gelang es mir durch Eigenstudium und teilweise berief ich mich auf den ein oder anderen Bekannten, der sich mit so etwas viel besser auskannte. Diese neuen Erkenntnisse gaben eine komplett andere Welt wieder. Eine Welt, die eigentlich mehr Freiheit im therapeutischen Setting bedeutete. Keine Gesetzmäßigkeiten, die sich gegenseitig widersprechen, da sie von anderen Gurus erstellt wurden. Es sind spezifische Untersuchungen an einer Großzahl von Menschen, die ein klares Bild davon wiedergeben, wie etwas ist, oder besser gesagt, wie hoch die Wahrscheinlichkeit ist, dass dies so ist. Denn die Wissenschaft ist nicht die Allmacht, die alles weiß. Aber sie kann, wenn richtig angewendet, mit hoher Wahrscheinlichkeit ein Sachverhalt bestätigen oder widerlegen. In der manuellen Therapie gibt es immer einen Bösewicht. Jemanden, dem man den Gar ausmachen muss. Der Übeltäter, wie zum Beispiel ein Wirbel, der verrenkt ist und auf einen Nerv drückt. Aber was ist eigentlich dieses verrenkt? Verschoben? Nicht mehr in der Bahn? Irgendwie draußen, also außerhalb der Wirbelsäule? Wie kann das sein, bei all den Strukturen die einen Wirbel dort halten?

Bei einem Autounfall, wenn man mit voller Kanne gegen einen Baum fährt, so dass der Wirbel heraus geschmettert wird, ist das möglich. Aber wenn man den Stift aufheben möchte, der runtergefallen ist, … dein Ernst? Du meinst wirklich dabei springt einfach mal so ein Wirbel raus? Dann begeben sich Schulkinder jeden Tag, mehrfach in Gefahr? Na gut, dann muss dieser Bösewicht unbedingt eliminiert werden. „Zurück in Reihe und Glied." „CRACK!" Sarkasmus, aus!

Sämtliche Dogmen der Rückenschule wurden für mich zu abstrusen Hirngespinsten, welche nur aufgrund wilder Theorien bestanden. Ich mein, da kommt jemand und meint, so und so muss es sein, weil das dicke, große Kind eben auf die Wippe springt. Und danach muss es für jeden gelten, weil man eben sah, wie das dünne, kleine Kind im hohen Bogen durch die Luft flog. Aber lag es an dem dicken Kind, das auf die Wippe sprang? Schließlich hat man dir nur gesagt, dass es dort draufgesprungen ist. Logischerweise siehst du dieses dünne Kind fliegen und glaubst an die Mär des dicken großen Kindes. Wer weiss, ob es überhaupt eine Wippe gab und vielleicht ist es auch kein dünnes Kind, das da fliegt - vielleicht ist es einfach nur ein Lauch! Soll heißen: vielleicht spüre ich gar nicht, dass dieser Muskel „wegschmolz", sondern nahm es nur an. Auch ich habe in meinem Finger ein Gefühl, welches sich ändern kann mit der Zeit. Drück doch mal dein Finger auf die Tischplatte. Bewege ihn fast nicht merkbar hin und her. Man könnte meinen die Tischplatte bewegt sich, weiss aber das dies nicht sein kann. Also ist es der Finger. Wenn du auf einen Körper drückst, sieht die Sache anders aus. Da könnte es auch das lebende Etwas unter deinem Finger sein, vor allem wenn der Guru sagte, dass es passieren würde. Es wurde mir sozusagen suggeriert. Die größte macht überhaupt: Suggestion. Jemandem etwas glaubhaft machen oder anders gesagt, jemandem etwas einreden. Du brauchst nicht jedes Jahr ein neues Handy oder einen überteuerten Neuwagen, der schick ist und ein supernices Design hat. Du fährst deine Kinder von A nach B. Das Dicke und das Dünne und beide haben Schlammschuhe, welche dein Auto nach dem Frühjahrsputz, innerhalb von 3 Wochen heftig beschmutzen, du aber eigentlich nur 2 Tage damit unterwegs warst, weil du es nur umparken musstest. So ist das. Suggestion. Versuche dich davor zu bewahren und rationaler zu denken, sonst bist du auch in dieser Maschinerie gefangen. Genau wie die Maschinerie der Zertifaktsfortbildungen. Ein solches erhält man nämlich, wenn man eine Prüfung besteht. Ich versuchte ebenfalls ein solches zu ergattern, und zwar, wie sollte auch anders sein, an dem Tag meiner Prüfung. Ich war eigentlich ein guter Teilnehmer, habe immer alles gewusst, schlaue Fragen gestellt, Zusammenhänge sofort erkannt und wiedergegeben. Ich wollte verdammt noch mal selbst Mt Lehrer werden. Und jetzt stehe ich in der Prüfung und muss Dinge erzählen, die ich nicht mehr akzeptieren kann. Ich habe „neues" Wissen erlangt oder vielmehr Erkenntnisse gewonnen. Die Prüfung wird eine Katastrophe, das weiß ich jetzt schon. Wenn ich Glück habe, bestehe ich. Ich muss bestehen! Erstens: aufgrund meines Egos, meines Stolzes. Zweitens: auch wenn es anscheinend keine wirklichen Beweise dafür gibt, dass die theoretischen Modelle der MT tatsächlich stimmen und das diese spezifischen Techniken der Heilsbringer schlechthin sind, wird sie dennoch als eine so wichtige Maßnahme erachtet, dass man dementsprechend auch mehr verdient, wenn man sie regelkonform abrechnen darf. Eine Farce! Aber gut. Ran glotzen und durch.

Ich musste mich einigen unschönen Fragen stellen. Und wenn ich etwas hasse, dann ist es eine Nichtwahrheit jemanden als Wahrheit zu verkaufen. Versteh mich nicht falsch, auch ich habe schon gelogen und kann lügen. Aber nur um meinen Arsch zu retten in einer meist unbedeutenden Situation, bei der ich keinem anderen Schaden durch mein Lügen zufüge. Ich könnte niemals einem Patienten mit meiner Erkenntnis die ich gewonnen habe, klar ins Gesicht lügen und sagen: „Jo, wir verlängern mal deine Faszien im Thorakolumbalen Bereich, um dann entspannt deinen Atlas zu mobilisieren. Der sitzt fest, zu fest. Deshalb hast du Kiefergelenksschmerzen und dein Sprunggelenk ist durch den massiven Zug der absteigenden Verkettung in der Bewegung eingeschränkt." Wirklich, Ich kann das nicht. Ich kann das Schauspielern, vor allem wenn es um etwas geht und ich wie gesagt niemanden dadurch schaden zu füge. An dem Tag der Prüfung war ich ein absoluter Glückspilz, nicht! Ich hatte eine der miesesten Thematiken: Vorlauftest Becken! Fragen wie - Was ist das? Wie teste ich das? Was sagen die Ergebnisse aus? Wie therapiere ich das? Ich stand im Raum für die Prüfer wie ein Wolf im Schafspelz. Ich wäre am liebsten bei der Frage aus der Hose gehüpft. Wäre nackig auf das Pult gesprungen, schreiend und wild fuchtelnd, mit Schaum vor dem Mund. Soviel zu meinem Inneren Blockbustermovie. Aber ich war ruhig und gelassen, mit süßem Blick und leugnete diese verdammt großen Fragezeichen auf dem Kopf. Ja, ich wusste, was ich gelernt habe und wusste, was sie hören wollten, aber wusste auch, dass, was ich sagen würde, ist verdammt noch mal FALSCH.

Jetzt fragst du dich sicher, was der Vorlauftest ist. Ja sorry, pass auf. Ich erkläre es dir. Bei dem Vorlauf Test geht es darum herauszufinden, welche Beckenseite sich „normal" bewegt oder eben welche nicht „normal". Mit Gänsefüßchen oder besonderer Betonung deshalb, da es kein wirkliches Normal geben kann. Es hat ja auch nicht jeder die gleiche Nase, oder? Aber das ist bei diesem Test egal, denn es geht immer um Normwerte. Fakt ist, der Patient beugt sich vor und du musst mit deinen beiden Daumen, die jeweilige Beckenseite, an bestimmten Knochenpunkten orientiert, tastend und optisch verfolgen. Jetzt sollte man sich aber die Frage stellen: wieviel Interpretation ist dabei im Spiel. Und wieviel unterschiedliche Ergebnisse, oder besser gesagt Interpretationen gibt es, bei 100 verschiedenen Therapeuten? Ich meine: Hallo? Es fängt schon an mit Temperaturempfinden. Und jetzt soll man durch Tasten und schauen, durch Haut, die mal dicker, mal weniger dick, mal besser, mal weniger verschiebbar ist, herausfinden, wie die Beckenschaufel sich bewegt. Und dann bleibt eben noch die Frage, was würde jemand anderes ertasten. Wenn ich jetzt noch komme, mit, 1: dass dieses Becken ein megastraffes gelenkiges Konstrukt ist - klar, als Zentrum des Körpers, an dem das ganze Gewicht abgefangen wird.

2: im höheren Alter oder vielmehr schon jetzt, so zwischen 30 und 40 Jahren, beginnt zu Verknöchern und 3: wenn Bewegung möglich ist, dann ist diese um 3 Grad möglich und dann frage ich mich: „was man da so alles mit dem Finger ertastet?!" Aber genau darum geht es ja nicht. Die perfekte Welt sieht anders aus. Sie befindet sich jetzt gerade hier in diesem Raum.

Da ist sie möglich. Da gibt es ein Normal und ein SO und NICHT ANDERS. Jedenfalls stand ich da, betete mein Wissen herunter wie ein Mantra. Ich lief auf Autopiloten. Zwischendurch kamen Gegenfragen. Ich konnte jede einzelne Schweißperle spüren. Selbst sie hatten in dem Augenblick mehr Wissen zu präsentieren, als ich hörte wie sie zu mir sprachen: „Hör auf, so einen Bullshit zu erzählen!", „Sei leise, du Noob!", „ Was für ein Quark erzählst du da? Das kannst du überhaupt nicht belegen, du Nasenbär!", „Ich suche mir jetzt den Kitzligsten weg, um dort ganz langsam entlang zu fließen!" Vielen Dank, Ihr seid definitiv keine süßen Perlen.

Dann kamen die praktischen Teile - Die Techniken. Ich sollte, wie damals bei Herrn Kramer im Sitzen, einen Wirbel mobilisieren. Zum Glück war mein Kumpel, an dem ich die Techniken zeigen musste, nicht so dick, wie so manch anderer Patient. Auch hier spulte ich einfach ab, in der Hoffnung, dass alles, was ich machte, den Prüfern ein Augenschmaus ist. Hauptsache genauso gelernt und wiedergegeben wie im Ordner. Ich kann dir sagen, dass dieser Tag seit langem mich mal wieder forderte. Ich war ein erwachsener Mann, dennoch musste ich mich wie ein Schulkind dahinstellen und Rede und Antwort stehen. Mich korrigieren lassen! Mich beweisen! Da sitzt der ein oder andere Prüfer und beäugt mich. Ich weiß nicht, was Sie denken.

Es ist wie In einer vergangenen, fantasy-artigen Welt, in der die Armen sich quälen und auflehnen aber die Reichen keine Gründe haben, sich den Armen anzunehmen und weiterhin in ihrem dekadenten Schloss, ihre Politik zu ihrem eigenen Nutzen verbreiten, indem sie Verbände bilden, in denen sie ihre Lobbyarbeit zur Verbreitung ihrer Narrativen ohne Rücksicht auf Verluste betreiben. Schon wieder so ein verdammter Blockbustermovie. Aber gut, der Film war okay, ich habe das Zertifikat im Sack.

Ebenso wie die Flasche Marker´s Mark - Whisky Kentucky Straight Bourbon. Es war ein schmutziges Geschäft, welches ich mit betäubender Strategie aus meinem Kopf löschen wollte. Das Schicksal besiegelt als offiziell geprüfter und staatlich anerkannter Scharlatan und dennoch war meine therapeutische Zukunft - ungewiss.

Fakt ist, das wollte ich definitiv nicht sein. Ich möchte meine Patienten adäquat aufklären. Ihnen Bewegungs- und Belastungsangst nehmen. „Du machst nichts falsch, du bist gut so wie du bist. Auch wenn du etwas krumm oder etwas schwächer bist. Vielleicht musst du nur kurzzeitig etwas an deinem Setting ändern. Ich helfe dir, bist du den Weg alleine gehen kannst, denn ich möchte dich nicht von mir abhängig machen." Aber das kann ich in meiner jetzigen Praxis nicht umsetzen. Dort habe ich keine Möglichkeit, mich therapeutisch, auf diese Art und Wiese auszuleben. Ach, mir schmerzt es innerlich, denn eigentlich liebe ich diese Praxis. Dort habe ich mich das erste Mal zu Hause gefühlt. Ja okay, alles war eine Besserung zur vorherigen Chiefmaster Kettensäge Praxis. Doch wer hätte gedacht, dass ich mit ihm noch einmal zu tun haben würde, wenn auch nur indirekt.

Ich versuchte es noch einige Monate, schließlich ist ein evidenzpassierter Ansatz nicht immer nur Training. Was heißt dieses evidenzpassiert eigentlich. Als erstes streichen wir das „P". Auch wenn es ein lustiges Wortspiel ist. Es heißt evidenzabsiert. Wie ich schon mal erwähnte, gibt es Anwendungen, die so gut untersucht sind, dass man weiß, dass sie erstens nicht schaden und zum anderen auch etwas bringen, denn warum sollte man etwas machen, was nachweislich nichts bringt. Schmerzfrei sein ist das eine, schmerzfrei bleiben das andere. Das bedeutete - ich versuchte viel zu beraten, zu erklären, Ängste zu nehmen. Leider fehlte das Setting gewisse Dinge als Patient selbst zu erleben, da ich keine Trainingsfläche hatte, auf der man verschiedene Szenarien des Lebens adäquat durchspielen könnte. Klar, ich könnte den Patienten die Behandlungsbank anheben lassen oder mich, aber das wäre doch schon ziemlich strange. Also blieb mir schweren Herzens nur die Wahl eines Praxiswechsels. Wie erkläre ich mich nur? Erkläre ich mich überhaupt oder mache ich kurzen Prozess? Nein, ich muss aus meinen Fehlern lernen. Ich suchte das Gespräch. Es war ein offenes und ehrliches Gespräch. Kein Diffamierendes oder mit Anschuldigungen. Es war auf Augenhöhe mit Respekt und Wertschätzung aber tatsächlich auch mit etwas feuchteren Augen.

Man sieht sich immer

zweimal im Leben, irgendwie

In den Folgewochen suchte ich wie ein Wilder im Internet nach passenden Stellen. Irgendjemand kennt man ja immer. Sei es direkt oder über jemand anderen. So kam ich an eine interessante Praxis die mitten in der Innenstadt lag. Die Praxis machte sich zum Aushängeschild, dass dort viele Sportler ein und aus gingen. Der Besitzer der Praxis war ebenfalls sehr bekannt. Nun ist der Bekanntheitsgrad natürlich immer so eine Sache. Generell bekannt oder nur unter bestimmten Personen oder Personenkreise. Und vor allem: Warum bekannt? Nach meinem Anschreiben und einem kurzen Telefonat war ich also dort. Wow, die Praxis war sehr schön. Sie war modern, aufgeräumt, hell, organisiert, hatte eine rund um die Uhr besetzte Rezeption und eine kleine Kaffeebar. Alles sehr einladend. Ich war leider etwas eingeschüchtert auf meinem neuen Gebiet oder besser gesagt auf meinem neuen Weg. Ich war noch etwas unsicher. Mir fehlten die Routine, die bisherigen Möglichkeiten, die neuen Erfahrungen und das passende routinierte wording aber ich wollte es versuchen und besser werden. Der Hammer allerdings war: Ich sollte eine Probebehandlung durchführen vor meinem neuen Chef. Okay das ist sowas von Abturnend. Da arbeitet man seit 4 Jahren und muss dann noch eine Probebehandlung durchführen, welche Dr. Prof. Med. Chef Cheffington höchstpersönlich, als oberste Instanz, als die therapeutische Entität schlechthin bewertet.

War es nur ein Vorführen? Was sollte das denn? Ich lies mich natürlich auf das Spiel ein, auch wenn ich aufgeregt und abgefuckt zugleich war. Ich sollte eine junge Frau behandeln, die hin und wieder Schmerzen an der Oberschenkelaußenseite hatte. Mein Auftrag war also klar und da ich die generellen Strategien des Chefes kannte, war mir auch bewusst, was ich zeigen musste. Kurz vor der Testbehandlung erfuhr ich, dass er die Osteopathieausbildung absolvierte, zudem Heilpraktiker war und Krebspatienten

66

mit Infusionen behandelte. Die Alarmglocken leuchteten. Alles war rot, alles war laut. Ich fühlte mich wie ein Magnet, den man versuchte auf den gleichen Pol eines anderen zu drücken. Mit ganz viel Energie ist es möglich, aber eigentlich will man da weg und Abstand halten. Die Chance wollte ich mir dennoch offenhalten. Ich war nie der Typ dafür, sofort etwas abzusagen. Vielleicht entwickelt sich alles anders, als man denkt, und dann wäre es gut, noch ein Ass im Ärmel zu haben. Ich lieferte, glaube ich, ganz gut ab. Musste mir zwar hier und da Kritik anhören, aber das ging an mir vorbei, da ich wusste mit welchen Waffen er schoß und welche Patronen er benutzte. „Du glaubst, du bist der Sheriff in der Stadt? Nein, mein Freund, der Sheriff bin ich und ich werde, Oh käsekuchen…" Mit Käsekuchen im Mundwinkel wird es tatsächlich schwierig für mich mit meiner Entscheidung. Nein, nein, nein, just joking.

Fakten: Ich muss für mich abwägen. Meine Arbeitszeit würde sich komplett verändern, ich wäre nicht mehr so flexibel. Ebenso würde ich nicht wirklich mehr verdienen. Die Arbeit selbst besteht aus hohem Leistungsdruck. Er legt viel Wert auf Qualität, was ja verständlich ist. Aber er nutzt meiner Meinung nach die falschen Parameter und die falschen Kontrollmechanismen. Erstens möchte ich nicht blind das machen, was der Patient möchte und was ihm guttut. Wir sind hier nicht bei Wünsch dir was. Sicherlich spielt die Präferenz des Patienten eine wichtige Rolle, aber ich öffne doch nicht die Türe als Health Care Professional, um mir dann sagen zu lassen, dass ich doch bitte die und die Faszie behandeln sollte. Ich möchte den Patienten nicht zum Kunden machen. Jede andere Professionwird besucht wegen der jeweiligen Kompetenz und deren Beratung und nicht um zu sagen, was derjenige machen soll, weil es guttut. Zweitens möchte ich nicht, dass Patienten, von meinem Arbeitgeber über mich ausgefragt werden. Zum Beispiel wie die Behandlung gelaufen ist und ob ich das getan habe, was der jeweilige Patient gerngehabt hätte. Das hat nichts mit Vertrauen zu tun, und wenn das der Beginn einer Beziehung zwischen Arbeitgeber und Arbeitnehmer ist, dann sage ich gute Nacht. Das waren zumindest meine Befürchtungen, weshalb ich dem Ganzen eine Abfuhr erteilte. Diese kruden Infusionen für Krebspatienten auf Heilpraktikerbasis lasse ich einmal dabei unerwähnt. Also weiterhin auf der Suche. Inzwischen erlebte ich immer wieder Situationen, in denen ich in meiner Tätigkeit als Physiotherapeut zweifle. Ob es Zweifel an der Physiotherapie selbst ist oder an mich selbst, wusste ich nicht. Wahrscheinlich beides. Ich habe meine Strategie vollkommen geändert. Ich habe mein neu gelerntes Wort „wording" zu Herzen genommen, um meine kommunikativen Skills zu erweitern. Jetzt fehlten nur noch die Maschinen, die Hanteln, der Freiraum, Matten, der Spiegel, Kleingeräte und Mucke.

Eben all das, was fehlte, um eine komplettive evidenzorientierte Therapie zu bieten. Ich hatte verdammt noch mal viele Ideen, die ich alle verwirklichen wollte. Ich wollte ein beispielloses Zentrum in dieser Region. „Erbaut, mit meinen eigenen Händen!" - Die King of Queens Fans verstehen den Wink. Auch wenn die Szene danach eigentlich der Witz an der Sache ist. Auf einer abstrakten, metaphorischen Ebene wird diese Szene aber nachfolgenden geliefert. Dieses Zentrum war Wunschdenken. Das wohl wichtigste Element - Kapital - habe ich nicht. Woher auch? Deshalb wäre eine Kooperation oder die richtige Praxis mit dem richtigen Zukunftswunsch Gold wert. Und was soll ich sagen. Ich hatte sie tatsächlich gefunden. Eine Praxis, welche in Würzburg mit einem Standort neu an den Start ging und eine Art Headquarter in der Region hatte. Es existierten in der Umgebung noch weitere kleinere Standorte, so wie Würzburg es werden sollte. Das klang alles zu schön, um wahr zu sein. Vor allem gab es noch eine Art Bonus. Ich hatte die Möglichkeit, selbst Chiefmaster zu werden, natürlich kein Chiefmaster Kettensäge, aber... Ach du Schreck! Die Adresse kannte ich doch. „Holy Crab!". Das war doch die Adresse vom Chiefmaster. Ich setzte mich sofort in Verbindung mit ehemaligen Mitarbeitern, von denen ich wusste, dass sie da bestimmt noch arbeiten würden. Und so war es auch El Cheffe Diablo hat aufgegeben. Ich mein sein Business war laut Gerüchten eh langsam am Abklingen, um nicht zu sagen das es am Scheitern war. Laut ihm war es eher der Fakt das er keine Lust mehr hatte. Man weiß es nicht. Fakt ist, es war Zeit für was Neues. Also wurde die Praxis verkauft. Der neue Besitzer wollte sie komplett restaurieren. Der erste Besuch war quasi in einer Baustelle. Wir nahmen Platz in dem damaligen Büro, welches niemals betreten werden durfte. Es fühlte sich falsch an dort reinzugehen. Es herrschte immer noch eine Art Bannungszauber auf dem Zimmer, das alles und jeden fernhalten sollte. Das Gespräch hätte allerdings nicht besser laufen können. Ich saß mit dem Geschäftsführer und dem Standortleiter eines anderen Praxisstandortes zusammen. Genau wie in meiner damaligen Praxis, in der ich zu diesem Zeitpunkt noch angestellt war, war es ein sehr angenehmes Gespräch. Und auch sehr konstruktiv, vor allem sehr zukunftsweisend. Ich hatte die Möglichkeit, diesen Standort zu leiten. Diesmal wäre ich alleiniger Boss einer ganzen Praxis. Ich hätte quasi Angestellte. Ich wäre nicht der Arbeitgeber, aber ich wäre derjenige, der das Team um den Standort leiten würde. Was für eine Ehre! Von der ich nicht weiß, ob ich dem gewachsen bin. Mit mir gab es aber noch andere Anwerber auf die Praxisleitung. Das heißt, ich müsste mich durchsetzen. Müsste versuchen, von mir zu überzeugen und das in einer Phase, in der ich nicht zu 100% hinter mir stehe. Mein neuer therapeutischer Weg ist spitze und diesen behalte ich bei. Aber ich habe, wieso oft in meinem Leben, Selbstzweifel. Selbstzweifel bezogen auf meine therapeutische Arbeit und auch bezogen auf mich und mein Sein, mein Wirken, meine Kunst Entscheidungen zu treffen. Im Hinterkopf behielt ich aber den Gedanken, dass ich das nicht nur für mich, sondern auch für meine Familie tue. Praxisleitung heißt nicht nur ein schönes Standing zu haben, sondern auch die Chance, mehr Geld zu verdienen. Ich habe schließlich neben mir noch 3 weitere Mäuler zu stopfen. 3. Ja, 3!...

Mischel Anschelo

… und zwar meine Frau und meine mittlerweile 2 Kinder. Vor einem halben Jahr kam unser zweites Kind zur Welt. Ein weiterer Junge. So sieht's aus. Jetzt hat meine Frau 3 Kids beziehungsweise 3 Jungen, ach was 3 Männer Zuhause. Mieser Deal, für sie - Schmunzelsmiley - aber vor allem auch für mich, denn ich muss beim Backen ab jetzt meinen eh schon dürftigen Abschleck-Anteil teilen oder besser gesagt tutti kompletti abgeben - Wütendsmiley. Ja, es gibt Momente, da bin ich neidisch auf meine beiden Jungs. Neid ist das Eine, Pein zu empfinden, das Andere. Man glaubt gar nicht, welche Peinlichkeiten man erfährt, mit diesen kleinen Monstern. Wir waren als Familie in einem Museum. Warum auch immer wir uns das antaten, weiß ich nicht. Es war nämlich eines dieser Museen für hochtrabende Kunst, so Ölgemälde und auch abstrakte Skulpturen. Eigentlich interessant, vor allem, was bei dem ein oder anderen Kunstwerk dahintersteht. Diese sogenannten Intentionen des Künstlers. Manche Bilder sahen tatsächlich eher aus wie „Umgefallener Farbtopf" oder „explodierter Regenbogen".

Pseudo-Intention würde ich etwas verunglimpft sagen. Selbst Jackson Pollock, einer der Künstler die berühmt waren für solche Art von Gemälden, widmete sich gegen Ende seiner Karriere, wieder einer gegenständlichen Kunst. Aber nach wie vor dennoch interessant solche „Drip Paintings". Jedenfalls waren wir, wie erwähnt, alle gemeinsam da. Wer mit Kids im Alter von 1-4 unterwegs ist, weiss genau was ich meine. Mein ältester wollte rennen, springen, unter Skulpturen durchrutschen bei vollem Sprint - halt Action machen. Er würde wahrscheinlich auch das ein oder andere Gemälde beenden, hätte er einen Farbeimer und Pinsel dabei. Unser kleiner neuer Krümel war wie der Große, ebenso ein Flaschenkind, deshalb hatten wir immer kleine Dosen mit Milchpulver und eine Thermoskanne mit warmem Wasser, plus kaltem stillem Wasser, um für die perfekte Mischung zu sorgen. Ich habe mich auf einen

Hocker setzen wollen, um in Ruhe die Milch vorzubereiten. Ich war bepackt wie ein Esel. Klein Krümel hing vorne im Tragegurt, auf dem Rücken im Rucksack eine ganze Maschinerie an Babyausstattung wie Windeln, Bodys, Milchpulver, Thermoskanne, Tücher und so weiter und sofort. Gerade als ich ansetzte, mich hinzusetzen, hörte ich von hinten einen Schrei. Ich dachte an alles, zum Beispiel an eine gestürzte Frau, denn der Schrei klang sehr weiblich oder ein Kind, welches das Eis im Foyer abgeben musste oder auf die Kugel auf den Boden plumpste.

Dass es aber der Museumsleiter war, der auf mich zu gerannt kam und aus voller Inbrunst herausschrie, hätte ich nicht gedacht. Ich war schon kurz vor dem Berühren der Sitzfläche, als ich abbremste. Naja, ich bin nicht ganz unsportlich, im Gegenteil. Ich hielt inne, drehte mich um, während ich mit aller Anstrengung, durch die etlichen Kilo Zusatzgewicht, meine Position hielt und ich die Welt auf einmal in Zeitlupe sah. „Blockbustermovie" - Ich sah einen in Zeitlupe rennenden älteren Herren, der wie ein Mädchen kreischte und schrie: „Nein, nicht da draufsetzen. Das ist Kuuuunst!". Ich hörte und sah das Wort „Kunst" mit 4 Us und sah es in Zeitlupe auf mich zu fliegen „Kuuuunst!". Aus der Entfernung sah ich zudem seine Schweißtropfen schon verdampfen, da er hochrot anlief. Ich richtete mich auf. Ich denke, dass mein Aufrichten für ihn auch eher in Zeitlupe geschah. Er bremste nicht wirklich. Wie auch? Er hatte keine Chance. Bei vollem Tempo raste er weiter. Als ich fast aufgerichtet war, war er bei mir, berührte den Hocker mit der Hand, packte zu, warf sich schützend auf diesen und zerrte ihn durch seinen Schwung beiseite. Er rutschte mit diesem ein paar Meter weiter. Was für ein krasser Move? Er hat den Hocker gerettet - warum auch immer das so wichtig für ihn war. Doch wieso kam es so weit und warum riskierte er sein Leib um ihn zu retten? Nun Ja, meine Freundin war auf Toilette. Unser großer Sohn war am Rennen. Hin und her und überall und leider kurzzeitig ohne Kontrolle da ich eben dem kleinen Krümel etwas zu trinken geben musste. Anscheinend hat unser ältester, herumschießender die Ständer des Absperrungsseils verschoben und das vermeintliche Sitzelement, welches eigentlich anscheinend ein „Kunst-Hocker" war, stand frei. Es gab aber auch nichts anderes in der Nähe zum Sitzen und er lud dementsprechend ein, sich darauf zu setzen, um die Milch für den kleinen Krümel vorzubereiten.

Doch der Museumsleiter, der Fuchs hat es gecheckt und vereitelte das anstehende Dilemma. Peinlich. Ich suchte mir verzweifelt also einen anderen Platz, um die Milch vorzubereiten. Das ging dann zum Glück relativ easy. Wir waren diesbezüglich routiniert. Flasche auf, Pulver aus Dosierer rein, heißes Wasser drauf, kaltes Wasser drauf, Flasche zu, Finger auf Sauger, schütteln, Temperatur check. Boom. Die Formel 1 des Babyfläschchen Zubereiten. Da kommt keiner ran. Und an dem passionierten Speedsaugen von dem kleinen Racker ebenfalls nicht. Er pumpte die Flasche schneller leer, als ich sie zubereitet habe. Ich nahm ihn hoch, legte ihn mir über die Schulter, um ein Bäuerchen zu provozieren. Ach, diese Babys. Sie liegen da, schauen süß und klimpern in maßloser Langsamkeit mit den Augenlidern. Ich lief durch das Museum und blieb in der Nähe meines Rucksacks. Meine Freundin immer noch nicht da. Ja, die Toiletten bei den Frauen hatten generell notorische Schlangen, überall. Deshalb war der Große noch bei mir und ich verfolgte ihn auf Schritt und Tritt, während der kleine auf meiner Schulter lag. Links, rechts, vor, zurück, Hin und Her. Plötzlich merkte ich auf meiner Schulter ich ein Beben. Es vibrierte regelrecht. Dem Beben folgte ein Geräusch, welches sich wie eine Mischung aus Rülps und Räuspern anhörte, kombiniert mit einem langsamen Bächlein. Milch lief seitlich aus dem Mund des Minimonsters. Er hob seinen Kopf. Unkontrolliert, was ihn schon wieder süß wirken lies und warf ihn von links nach rechts. Dann wieder Zeitlupe - „Blockbustermovie: Angriff der Kindermonster Teil 2". Ich hatte zwar ein Tuch auf meiner Schulter zu meinem Schutz, doch ein gewaltiger Schwall Milch schoß aus seinem Mund heraus. Ich hörte wieder ein Schrei. Ich kannte es. Abgespeichert in meiner cerebralen Personalkartei. Es war immer noch ein mädchenhaftes Schreien. Ich schaute mich um. Der Museumsleiter kam wieder auf mich zugestürmt, wollte gerade ansetzen zum Sprung, als er fallend auf die Knie, abbremsend den Flur entlangrutschte, mit einem hochemotionalen Gesichtsausdruck.

Die Hände über den Kopf zusammengeschlagen sackte er in sich ein. Frenetisch erklang Orchestermusik im Hintergrund! Voller Emotionen! Voller Dramaturgie! Sein Blick silbrig an mir vorbei und doch auch durch mich hindurchdringend. Er fokussierte den Blick nun auf mich direkt. Verzweifelt, wehten seine schulterlangen weißgrauen Haare im Winde, seiner dynamischen und bedeutsamen Kopfbewegungen: „Nein, nein, das kann nicht sein!" Langsam erwachte ich aus dem Modus der Zeitlupe.

Aus der stillen Umgebung, mit der frenetischen Hintergrundmusik wurde wieder eine normale Museumssoundkulisse. Ich wollte wissen, was passiert sei, denn anhand seiner Reaktion musste es etwas schreckliches gewesen sein. Menschen um uns herum blieben stehen und schauten ungläubig zu uns hinüber. Ich dachte an alles. An alles, was einem den Atem stocken und das Blut in den Adern gefrieren lässt. Aber nicht daran, dass mein Sohn, seine überschüssige Milch mit einem breiten, unaufhaltsamen Schwall, auf den vorher vom Museumsleiter geretteten „Kunst-Hocker" entlud und diesen somit zerstörte. Es war nämlich kein Hocker per se. Es war eine aus Zahnstochern gebaute Nachbildung der Akropolis. Augenscheinlich, aus dem Augenwinkel ohne Brille glich sie einem Hocker. Stabil, aber nicht für einen ausgewachsenen Mann und schon gar nicht nicht resistent, gegen alles zerstörende Babykotze.

So, oder so ähnlich, mit zwinkersmiley, muss man sich Ausflüge mit Familie vorstellen. Diese Story war natürlich gescripted um die generelle Dramaturgie zu unterstreichen aber ein Fünkchen Wahrheit ist dann doch irgendwie immer dabei. Das Gute an generellen Familystories ist…

Schaffe ich das?

… sie lenken von dem beruflichen Wahn des Karrieremachens ab. Wow, das klingt vielversprechend. Ich nehm den Mund ganz schön voll. Also korrigiere ich das mal: Es ist nicht so, dass sich Big Business machen werde, geschweige denn das Zeug dazu hätte, aber ein paar Sprossen weiter nach oben klettern wäre schon schön. Den Job habe ich natürlich angenommen. Wäre ja auch schön blöd, wenn ich das nicht täte. Im Gesamten war es wieder einmal ein Upgrade. Auf ganzer Linie muss ich sagen! Das Unternehmen, so kann man das definitiv betiteln, bestach durch Planung und Organisation, durch und durch. Es gab einen standardisierten Befundungsprozess, keine losen Blätter, die man irgendwo liegen lässt, vielleicht wiederfindet und dann doch wegwirft. Nein, diese Befunde wurden sogar digitalisiert. Die Terminierung erfolgte mittels Computersoftware. Dort waren alle Termine gelistet mit allen Details, die zu dem jeweiligen Patienten wichtig wären. Rezepte wurden bedruckt und nicht mit Bleistift ausgefüllt, um es dann mit Kuli zu komplettieren. Es gab Trainingspläne, die für den Patienten individualisiert wurden. Wir hatten sogar einen eigenen Raum für den Befundungsprozess, also den Raum, der dazu dient, den Patienten kennenzulernen, Ziele zu besprechen, weiterführende Therapien zu erörtern und zu planen. Wir gingen strikt nach Richtlinien vor. Der tatsächliche Termin wurde auch so eingetragen und unterschrieben. Unterbrechungszeiten, Pausenzeiten, Startzeiten - alles wurde akribisch beachtet. Auch Streitigkeiten mit Patienten wurden in Kauf genommen. Wir, die Praxis, machen zwar nicht die Gesetze, sind aber in der Pflicht diese umzusetzen und den Patienten über diese Pflichten aufzuklären, denn dieser ist ebenso in der Plicht. Und egal was irgendeine andere Praxis macht oder sagt: Bei Nichteinhaltung drohen hohe Geldstrafen, selbst wenn eine Unterschrift falsch getätigt wurde. Dann kann es passieren, dass alle Behandlungen auf dem Rezept gestrichen und nicht bezahlt werden und im schlimmsten Fall, wird eine Untersuchung eingeleitet, welche vielen Praxen das Genick brechen würden. Es war durch und durch hochprofessionell und es gab keine Scheu, im Rahmen der

Richtlinien, im Laufe der Zeit die Strukturen zu erweitern. NICE! Ja, ja, ja, wirklich nice. Eine Praxis, die mit der Zeit geht. Eine Praxis, die vor Innovationen nicht zurückschreckt und ich hatte die Möglichkeit, ein wichtiger Teil dieses Unternehmens zu werden, in dem ich diese eine Praxis leiten würde Diesbezüglich habe ich auch ein elementares Mitspracherecht, beziehungsweise die Möglichkeit beratend, vor allem bei therapeutischen Dingen, beiseite zustehen. Ich wollte den evidenzorientierten Weg ausbauen und optimieren. Alle Weichen sind dafür gestellt. Jetzt gilt es nur noch den richtigen Zug, in die richtige Richtung fahren zu lassen.

„Tschu Tschu…!"

„Achtung, Achtung! Auf in Richtung Zukunft!". Wie schon von so vielen Menschen erlebt, gibt es dennoch dieses eine Wort, welches ich mit Absicht großschreiben oder bedeutsam aussprechen muss. Dieses Wort heißt „ABER"!

Um das Ziel, die „Weltherrschaft" an mich zu reisen, muss ich die Stelle des Standortleiters erhalten. Ich agiere quasi wie ein Praxisinhaber, bin aber natürlich dennoch an bestimmte Richtlinien gebunden. Diese sind aufgrund der Neueröffnung der Praxis noch etwas strenger, doch mit einer guten Strategie dürfte das schon zu schaffen sein. Ideen habe ich ja genug. In den folgenden Wochen und Monaten musste ich mich beweisen. Ich versuchte mich hervorzuheben und in bestimmten Situationen meine Expertise zu präsentieren. Mal davon abgesehen, dass ich einer der ältesten Therapeuten war und einer mit der längsten Erfahrung. Das war allerdings nicht schwer. Wir waren 3 Physios, wobei ich derjenige war, der älter und schon länger im Beruf tätig war. Es gab noch 2 weitere Therapeuten. Diese waren allerdings schon im höheren Alter und hatten keine Ambitionen, eine Leitungsposition einzunehmen. Als Standortleiter ging es um vieles. Nicht nur um therapeutisch die beste Figur zu machen. Es ging auch um die Außenwirkung. Ebenso ging es um administratives, bürokratisches oder darum das Team zu führen. Ich glaube, dass das Führen, das schwierigste werden würde. Die angestellten Therapeuten, Therapeutinnen und die Rezeption waren schon vorher bei Chiefmaster Kettensäge. Sei wurden komplett übernommen. Der eine Teil wurde geprägt durch die Jahrzehnte bei ihm als Angestellte. Der andere Teil wurde geprägt dadurch, dass er einer der ersten Arbeitgeber des jungen Daseins als Physiotherapeut gewesen ist, fast so wie bei mir. Sie taten mir alle schon irgendwie leid, zumal ich Chiefmaster Kettensäge ja schon kennenlernen durfte. Wobei durfte, würde ich nicht unbedingt sagen: Ich MUSSTE. Oder, Das Schicksal hatte irgendeinen abfuck auf mich, weshalb es unbedingt mich mit ihm zusammenkommen lies.

Mir tat natürlich der zukünftige Standortleiter leid, der dieses vorgeprägte und aus extrem unterschiedlichen Charakteren bestehende Team zusammenhalten musste. Also tat ich mir selbst schon jetzt irgendwie leid, ohne die Rolle überhaupt schon innezuhaben. Ein schlauer Mann sagte einmal: „Man lernt aus seinen Herausforderungen, also reiß dich am Riemen und zieh es verdammt nochmal durch." Ich weiß zwar nicht, wer dieser schlaue Mann war, ob es ihn gab oder ob es doch nur die Stimme in meinem Kopf war, aber es klingt ziemlich cool.

Eins meiner ersten großen Projekte, die ich mir mehr oder weniger selbst auferlegt hatte, war eine Art Praktikantenbetreuungsplan. Dort war geregelt, wie der Umgang mit Praktikanten sein sollte, welche Inhalte übermittelt werden und wie oft interne Schulungen stattfinden sollten etc. pp.! Warum? Ich erinnere mich immer wieder zurück an meine Praktika in der Ausbildungszeit. Entweder gab es das „Ich schmeiß dich gnadenlos ins kalte Wasser Prinzip" oder das „Mach dein Ding und stör mich nicht Prinzip". So richtiges Wissen wurde nicht vermittelt. Man war einfach eine billige Arbeitskraft. Eigentlich eine kostenlose Arbeitskraft, aber das ist ja nicht der elementare Teil eines Praktikums, vor allem nicht, in einem spezifischen Praktikum einer bestimmten Berufsrichtung. Das wollte ich für die Praktikanten in unserer Praxis, beziehungsweise in unserem Unternehmen nicht haben. Dieses Projekt ist mir ziemlich gut gelungen, dafür, dass ich keine Ahnung hatte, wie man ein Konzept erstellt. Ich hatte generell von all dem kein Plan, da ich noch nie in der Situation war etwas bewirken zu können. Zum einen gab es Strukturen, die es ermöglichten, zum anderen war ich „On Fire" und voller Tatendrang. Ich bin der Meinung, mit den passenden Mitteln und Freiheiten hätte ich einiges bewegen können. Allerdings stellte ich fest, dass vieles, was ich anpacken wollte, zu einschneidend war und demnach zu viel Zeit benötigte. Vielleicht wollte ich auch einfach zu schnell zu viel, zumindest wurde mir das so mitgeteilt. All das Tat aber der Beförderung keinen Abbruch. Ey, ich war maximal geflasht. Ich hatte den Fuß in der Türe drin. Vielleicht war es kein eigenes Imperium, aber immerhin die Möglichkeit, konzeptionell etwas Einzigartiges zu schaffen.

Wie wir bereits erfahren haben - Naivität liegt in meiner Natur wie es scheint. Ich war so naiv zu glauben, dass ich etwas bewegen konnte. Klar, das kann noch immer klappen. Die Möglichkeit besteht immer, irgendwie. Aber das kann dauern. „Step by step, day by day". Übrigens habe ich diese Serie geliebt - gab es da mal nicht ein Revival? Ich schreibe das mal auf meine Film- und Serienliste.

Fun Fact am Rand

Über den Standortleiter eines anderen Standortes, lernte ich einen jungen Mann kennen, der unbedingt Physiotherapeuten suchte für sein Leichtathletik-Verein. Ich hatte schon immer Bock auf sowas. Also wurde ich meiner Rolle gerecht und lud ihn in die Praxis zu einem Gespräch ein. Wir besprachen so einiges bezüglich Therapie, Sport, Vereinstätigkeiten - halt Berufskram und so. Ich bin ja schon immer jemand gewesen der gerne mehr über eine Person erfahren möchte, mit der man zu tun hatte. Das Internet machte es einem natürlich echt leicht. Ich finde es ist eine legitime Sache und sollte eben im Rahmen der freiwillig veröffentlichten Informationen, die man findet, nicht geächtet werden. Es ist ja nicht so, dass man der Person nachstellt - also ich nicht - oder versucht an geheime Informationen ranzukommen. Ein paar Tage später checkte ich also seine Freundesliste bei Facebook. Oftmals ergeben sich dadurch interessante Verknü…,

… Moment! Ist das nicht Doppel U aka CRZA? So sehr wunderte ich mich natürlich nicht, denn Abonnenten, Freundeslisten, Follower. Das ist nicht immer repräsentativ für die Bedeutung: Freund. Wenn man danach geht, ich bin der beste Freund von Obama, würde mich wahrscheinlich ab und zu mit Prinz Harry zur Tea Time treffen und nehme Gesangsunterricht bei Beyoncé. Ich fragte dennoch einmal nach und schrieb ihn per WhatsApp an. Ganz simpel smalltalk und zusätzlich mit einer emotionalen Aussage - so als ob ich ein Fanboy wäre - dass er ja Doppel-U kennt. Er schrieb mir zurück, um auf den smalltalk zu antworten und dass er damals von ihm ein gigantisch cooles Konzert besucht hatte. Naja, besser gesagt, U hat ihn in seiner Schule in Schweinfurt besucht, um ein Konzert zu geben.

Ich so: „Ja wirklich cool, okay!"

Er so: „Er hatte auch einen Kumpel dabei. Ich glaube, er hieß Shakun. Die beiden haben auch einen Track namens Boojah. Den höre ich immer rauf und runter!"

Ich so: „Ja wirklich cool! Ich kenne diesen Shakun sogar persönlich. Der sitzt sogar gerade neben mir, irgendwie!"

Er so: „Ich dachte, du bist gerade allein zu haus!"

Ich so: „Ja, ich und mein altes Ego: „Doppel U, Shakun, ha? Was willlst du tun, ha? Das superduo ript mics und auch euch loosa… haha! Mit der Rhymbazooka! Boojah, Hahaha!" - Okay in echt würde das viel cooler klingen!

Er so: „Was nein also, Wow, echt krass ey!"

Ich so: „Boohjah - Haha!"

Das war wirklich pure Magie in diesem Moment. Unglaublich. Seitdem unterstützen meine Frau und ich ihn jedes Jahr bei seiner Jugendbildungsmaßnahme. Sowohl als Betreuer, als Trainer, als Physios und vor allem als Freunde. Wie das Schicksal manchmal spielt, ist schon sehr interessant. Fun Fact am Rand - Ende!

Das Unternehmen, in dem ich neu angestellt war, sah vor, Patienten in mehr Aktivität zu bringen. Das heißt, der evidente Ansatz ist da. Leider musste ich feststellen, dass dieser nicht von allen so gelebt wird, wie es sein sollte. In der Physiotherapie gibt es generell 2 Lager. Die „Hands-On" und die „Hands-Off" Therapeuten. Hands-On sind diejenigen, die Patienten hauptsächlich auf der Bank behandeln und der Patient passiv ist. Hands-Off sind diejenigen, die Patienten hauptsächlich im Trainingsraum behandeln und der Patient aktiv ist. Jetzt muss ich natürlich niemanden sagen, dass der Weg, der in der Mitte liegt, ... Moment. Nein! Der Weg liegt in Abhängigkeit von der Patientenpräferenz, eher überwiegend im Hands-Off, also im aktiven Bereich. Dabei geht es noch nicht einmal darum, stupide an Geräten zu arbeiten. Und selbst das kann eine Wissenschaft für sich sein. Besonders für Patienten mit Schmerzen, als auch für diejenigen die nach Verletzung wieder fit werden wollen, also der Großteil der Patienten, sollte man andere Strategien wählen, als sie passiv zu behandeln. Leider gab es einige Therapeuten, die genau das Auslebten. Da gab es Raum für Aktivität, aber nur für den Patienten in seiner Freizeit. Es gab zudem auch keine Motivation, besonders im schmerztherapeutischen Bereich, sich adäquat fortzubilden. Und genau das wollte ich ändern. Das war mein Ziel. Ich wollte Richtlinien schaffen, um die Therapeuten auf einen anderen Weg zu leiten. Das galt in der Endkonsequenz für Schmerzpatienten, als auch für Patienten, die Postoperativ behandelt werden sollten. Ebenso für Patienten, die auch Mld erhalten sollten, also Manuelle Lymphdrainage.

Da gab es so eine Story. Es kam eine junge Frau in die Praxis. Sie hatte einiges an Gewicht mit sich zu tragen. Es kam im ersten Gespräch heraus, dass sie schon einiges an Gewicht verloren hatte. Respekt dafür. Sie war aktiv. Sie ging regelmäßig schwimmen und ins Fitnessstudio. Vor Kurzem erhielt sie die Diagnose: „Lymphödem". Das war neu für sie. Sie kannte sich nicht damit aus. Also ließ sie sich auf die Kompetenz des Arztes ein und ihr wurde Mld verschrieben. 2- bis 3-mal die Woche. Ein Wirkungsgrad der Mld ist natürlich gegeben, ganz klar, aber dieser Effekt ist so gering und so kurzweilig, dass der Effekt einfach verpufft. Insofern ist eine Aktivität wie eben Schwimmen oder Fitnessstudio genau richtig. Wichtig ist das Fitnessstudio in Kombination mit Kompressionsstrümpfen. Es ist vor allem wirkungsvoll und nachhaltig, um langfristige Ziele zu erreichen. Warum? WARUM, sollte sie das jetzt aufgeben, um zu mir zu kommen für die Mld, wenn sie den weitaus größeren Effekt durch ihre selbstständig ausgeübten Tätigkeiten erzielen kann? Gute Frage! Leider leuchtete das nicht jedem Kollegen ein. Und das sorgte wiederum für viel interne Streitereien. Willkommen im Land der Chronifizierung. Ich möchte jetzt nicht moralisch den Zeigefinger heben. Dafür reicht meine Kompetenz auf dem Gebiet der Medizinethik einfach nicht aus. Aber ich weiß, dass man eben genau deswegen die Evidenz benötigt, um zu verhindern, dass man entweder Patienten zu abhängigen Junkies der eigenen Therapie macht oder sie suggestiv unbeabsichtigt beeinflusst, sich als gebrechlich zu erachten. Diese Nocebianer! Diese Monster! Diese Flachdenker! Ihr! Die ihr den Patienten Angst macht! Zu Krüppeln quatscht! Ihnen Krankheiten aufschwazt! Hätte der Schall eurer Stimme eine Farbe, wäre er giftgrün und würde sich wie ein Nebel über die Körper der armen Menschen legen. Sanft und wohlwollend in dem einen Auge - dem Auge der Schlange. Suggestiv in die Falle lockend. Wiederum destruierend und verteufelnd in dem anderen Auge - dem Auge der Wahrheit. Die Ambivalenz des Egoismus. Ich habe einen Begriff geprägt. „Therapiezifizieren". Ein Mix aus Therapie und Chronifizieren. Das ist der Prozess, bei dem ein Patient, der aufgrund zu viel therapeutischer Intervention oder der falschen Intervention, in den Status der Chronifizierung übergeht. Und von diesen therapiezifizierten Patienten, haben wir eine Menge. Von wegen wir haben ein Problem namens Therapeuten - oder Fachkräftemangel. Wir haben eher zu viel aktuelle Patienten, die entweder den Status Patient schon längst verloren haben sollten oder gar nicht erst bekommen müssten. Die Menge der Patienten kann reguliert werden über eine adäquate Patientensteuerung. Das beginnt an sich schon bei dem Menschen selbst, der aus Gründen zum Arzt geht. Der Arzt entscheidet wiederum, ob er als Patient weiter behandelt wird oder nicht. Die Lösung könnte sein, dass die mediale Kompetenz der folgenden Generationen geschult wird, um falsche Infos aus dem Internet herausfiltern zu können. Schulen sollten mehr Gesundheitsorientierte Infofächer haben, um Prävention zu verstehen. Vielleicht keine komplexen medizinischen Kenntnisse, aber immerhin so viel, um zu wissen, dass viele Mythen, die kursieren, Bullshit sind. Und zwar auf ganzer Linie. Manchmal denke ich sogar noch radikaler. Lasst all diese Aufklärung weg. Lasst den Menschen wieder intuitiver und automatisierter reagieren. Schafft es, dass der Mensch nicht alles bewertet, wenn mal etwas zieht oder schmerzt. Wir haben verlernt, zu sein. Stattdessen wollen wir für jedes Bisschen eine Erklärung haben und vor allem eine fixe Lösung. Normalerweise würde man eine neue Position einnehmen, wenn die aktuelle sich unangenehm anfühlt. Selbst das unangenehm würde noch nicht einmal mitbekommen, da man schon vorher sich ganz automatisch bewegen würde. Das ist komplett verloren gegangen. UND JA. Wir haben durch manche Jobs zu wenig Aktivität oder Intensität und durch andere Jobs, wiederum zu viel Intensität. Somit müssen folgende Generationen es schaffen, nicht wegen jedem Pieps zum Arzt zu rennen, da sie Selbstwirksamkeit besitzen, weniger oder besser bewerten oder vielleicht erst gar keinen Pieps bekommen.

Was passiert mit dem Patienten beim Arzt? Dieser kann oftmals nicht beraten, da er weder die Zeit noch die Kompetenz hat, über komplexe physiotherapeutische Strategien zu beraten. Zum Beispiel bezüglich einer Schmerzbehandlungen. Also bekommt er ein Rezept für die Physiotherapie - „geben wir das Problem doch einfach mal ab" - minimale Infos, die ihm nicht weiterhelfen, oder Schmerztabletten. Die minimalen Infos führen zwangsläufig wieder zurück zum Arzt und zu den Schmerztabletten ebenfalls. Das Rezept landet auf dem Tresen beim Physio.

Also, auf unserem Tresen liegt dann das Rezept und wurde allen bürokratischen Richtlinien nach abgearbeitet. So sollte es natürlich sein - Perfect Match. Aber ob das therapeutisch überhaupt sinnvoll ist? Darauf kommt es anscheinend nicht wirklich an, genauso wenig, wie es therapeutisch weitergehen würde, wenn es sinnvoll wäre. Und das ist bei uns in der Physiotherapie der Knackpunkt. Wir müssen erst einmal eruieren, ob er oder sie wirklich sich im Patientenstatus befindet. Das Bedarf Kommunikation mit Patienten und Arzt. Genauso muss eruiert werden, wie lang - sofern man in die Zukunft blicken kann - und ob ein Patient immer noch Patient bleiben muss. Viele sind immer noch im Status, da sie therapiezifiziert sind. Andere Patienten wiederum benötigen weitaus weniger oft Therapie, als sie vom Arzt verordnet bekommen haben. Also warum muss ich einen Patienten unbedingt länger behandeln, als er es benötigt? Ach ja klar! Mehr Rezepte heißt länger verdienen, heißt weniger Stress bei der Kunden- oder Patientenakquise. Logisch.

Es interessiert allerdings keinem das dies sowohl zu Lasten des einen Patienten geht, der dadurch immer noch im therapeutischen Prozess steckt, als auch zu Lasten nachfolgender Patienten, die somit keine physiotherapeutische Intervention erfahren, obwohl sie es vielleicht sogar tatsächlich müssten. Herrjemine. Dieser Rattenschwanz ist eher ein Rattenschwanzknäuel, bestehend aus ganz vielen aneinander geknoteten Rattenschwänzen, an denen noch die

Ratten selbst hängen. Ein Grund mehr, Patientenorientiert zu denken. Die Physiotherapie Deutschland benötigt nicht mehr Physiotherapeuten! Wir haben keinen Fachkräftemangel sondern einen Fachkräfte-kompetenz-mangel.

Es ist nicht alles Gold was glänzt

Neben diesem Missstand gibt es da auch das Problem der zwischenmenschlichen Beziehungen. Wie in jeder guten Soap gibt es immer wieder irgendwelche Intrigen, wie auch in diesem Unternehmen. Der eigentliche Inhaber hat natürlich auch Investoren, ohne die es nicht möglich gewesen wäre, das Ganze überhaupt finanziell zu erreichen. Leider wurde dieser ursprüngliche Inhaber, also mein eigentlicher Chef, den ich sehr schätzte und das auch immer noch tue, gegrillt, abgesägt, wegrationalisiert. Was damals vorgefallen ist, weiß ich nicht genau. Es gab viele Gerüchte diesbezüglich, wie immer aber der Knackpunkt für mich war, dass die vielen Ideen - mit denen mein ehemaliger Chef in vielen Übereinstimmte -, die nicht alle perfekt waren, aber das Potential hatten, die Patientenversorgung im Unternehmen zu optimieren, waren nunmehr verfallen. Und alle zukünftigen Ideen, die im Backoffice des Hirns abgelegt waren, gäbe es nun ebenfalls nicht mehr.

Das Ganze schlief ein. Kein Powernap, sondern eher wie Dornröschen. Ich versuchte dennoch etwas zu kreieren, um wenigstens ein kleines Fünkchen von dem, was ich vorhatte zu realisieren und argumentierte mich um Kopf und Kragen bei den „neuen" Chefs. Wir hatten unteranderen einen Kursraum. Der war allerdings unbenutzt. Mein Ziel war neben dem Trainingsraum mit Geräten, ein Trainingsraum für individuelle Trainingsgestaltung zu etablieren. Ein Raum, in dem es richtig zur Sache gehen kann. Mein damaliger Kollege und Freund hatte da ebenfalls Bock drauf. Wir haben uns diesem evidenzorientierten Setting verschworen. Wir transformierten den Raum um. Dort stand nun ein Rack mit Langhantel und Gewichten. Ebenso hatten wir eine Jumping-Box, Pratzen oder Pads für Kick- und Boxtraining, einen simplen Kabelzug und Kleinzeug für verschiedene motorische und koordinative Trainings und Therapieeinheiten. Manchmal muss Therapie keine Therapie sein, sondern kann einfach nur ein geiles Training sein, in dem ich als Therapeut, mittels eines einfachen Trainings, den Patienten unterbewusst Erfahrungen machen lassen kann, ohne den zwanghaften Kontext zur Therapie zu haben. Wir hatten eine Menge Ideen und nice Umsetzungen für Patienten, die wieder den Weg zurück zum Sport suchten oder Rückenschmerzpatienten, welche sich nicht mehr trauten, sich normal zu bewegen. Dieser Raum war unsere „Base", unser Herzstück, unser ein und alles.

Apropos Rückenschmerzen. Es gab eine Patientin, die starke Rückenschmerzen hatte. Ihr Arzt teilte ihr mit, dass man unbedingt ein MRT machen sollte. Außer Schmerzen hatte sie aber keine weiteren Symptome, welche auf etwas schlimmeres hindeuten könnte. Verschiedene schmerzkontrollierende Interventionen wie Physiotherapie, sind nicht angegangen worden. Der clevere Kliniker würde jetzt sagen, warum ein MRT? Ja, ich auch. Aber leider waren wir nicht dabei, um Herrn Doctore anzuschreien. Mit Verlaub! Es geht hier nicht ums „Doktor-Bashing"! In diesem Fall, für diesen einen Doktor aber schon. Sie bekam nämlich das MRT und da war halt einiges zu sehen und somit stand auch einiges auf dem Befundblatt. Nun, wir wissen, dass man in einem MRT oder Röntgen viel sehen kann. Zum Beispiel Bandscheibenvorwölbungen, Degenerative Veränderungen am Gelenk, generelle Gelenkveränderungen aber auch Verletzungen wie gerissene Bänder oder Knochenbrüche. Wusstest du das es mal Untersuchungen gab, bei denen man völlig Schmerzfreie Menschen in ein MRT steckte und schaute, was da so in der Wirbelsäule so zu finden ist? Wenn man grob über den Daumen peilt, waren es zusammengefasst ca. 150 Schmerzfreie, gesund wirkende Personen, von denen ca. 60% solcher Auffälligkeiten aufwiesen. Also sowas wie Bandscheibenvorfälle und Verschleiß. Und je älter die Patienten waren, die man untersuchte, umso mehr wanderte die Zahl Richtung 100%. ABER eben komplett Schmerz und Beschwerdefrei. Das zeigt uns, dass wir mit einem MRT-Bild immer vorsichtig sein müssen, in der Interpretation und Kommunikation, denn die Möglichkeit, dass wir dort etwas finden, ist sehr hoch, was aber nicht heißt, dass dies auch der Grund für die Schmerzen sind. Das zeigt im Ganzen aber wie grandios sich der Körper anpassen kann und was er schafft von selbst zu heilen, wenn man ihm die Möglichkeit dafür gibt. Um den Bogen zu kriegen: Der Patientin wurden durch den MRT-Befund nur Nocebos an den Kopf geworfen. Also die ANTIMATERIE der Placebos, die Endgegner, die Superschurken, sowas wie: „Mit dem Rücken sollten Sie sich lieber nicht mehr bücken. Alles Kaputt, um es mal einfach zu sagen. Vor allem nicht mehr schwer heben. Tragen sie regelmäßig ein Korsett, am besten täglich und nicht nur beim Heben und Laufen. Sie sollten zudem regelmäßig zu mir kommen und Check-ups unternehmen. Schauen Sie sich diese Videos an! Die helfen Ihnen dabei, wie sie am besten liegen sollten beim Schlafen."

What the hell? Das führte dazu, dass in unserer Base eine Frau stand, die sich nicht mehr traute, sich einfach zu bewegen. Weder das Drehen mit dem Oberkörper, noch zur Seite neigen oder sich vorbeugen, um den Stift aufzuheben. Wie auch, mit einem straffen Korsett am Körper und der Angst, dass bei einer falschen Bewegung die Wirbelsäule bricht oder etwas verrutscht oder was auch immer man sich vorstellt, wenn man solche Suggestionen erfährt? Und genau dafür hatten wir unter anderem unsere Power-Höhle geschaffen, um Patienten mit falschen Narrativen, die Bewegungs- und Belastungsangst zu nehmen beziehungsweise sie dabei zu unterstützen, damit besser umzugehen. Du kannst dir nicht vorstellen, welch glückliches Gesicht vor mir stand, als diese Frau sich endlich wieder traute sich vorzubeugen. Ohne Korsett! Wie sie sich traute komplexere Aktionen, intuitiv, ohne großartig nachzudenken, ob die Bewegung jetzt ein Problem darstellen könnte oder nicht, durchzog und bei dem Spiel „Dodgeball" mir den Ball direkt ins Gesicht schoss. „Pafft fon! Waf haen fie fuber gemach!"

Das gleiche glückliche Gesicht sah ich auch am Abend im Spiegel. Man musste ich lachen!

Zurück zum Thema: Ich erwähnte weiter oben den Fakt, dass Patienten oft einfach viel zu lang in Behandlung blieben, Deutschlandweit, als auch bei uns in der Praxis.

Ich hatte allerdings ein Problem und das war die Tatsache, dass ich durch die wenigen Behandlungen, weniger Umsatz gemacht habe. Aber warum? Ganz einfach, ich möchte einen Patienten nicht binden. Ich möchte ihn schnellstmöglich „loswerden". Nicht jeden aber zumindest die Patienten, die schnell zurück auf die Piste gebracht werden können. Das bedeutete natürlich auch, dass Pro Patient weniger Umsatz erzielt wird. Nun, ich verstehe die Inhaber, also die neuen Inhaber. Sie wollen Zaster, Steine, Mäuse, Knete, Kohle, all das, um all das viele andere zu bezahlen. Hm, aber muss ich deshalb meinen moralischen Kompass außer Acht lassen, nur um Rezepte vollständig zu beenden oder sogar weitere verordnen zu lassen, da es theoretisch möglich ist, obwohl der Patient diese nicht mehr benötigt? Also ich will das nicht. Ich will das vor allem nicht für den Patienten. Was spricht dagegen, den Patienten zu begutachten, also zu befunden, die wichtigsten Strategien zu besprechen und dann erstmal zu sagen: „So, Probier das mal so für 2 Wochen. Zieh dein Ding durch. Strategie kennst du, wenn du vor den 2 Wochen Unterstützung brauchst. Sag Bescheid." - Natürlich anderes wording aber so im Grunde, ist das eine ganz tolle Strategie.

Wie wird das meistens gehandhabt? Ein Patient kommt mit einem Rezept vom Arzt. Der Arzt darf auf Grundlage der Diagnose und der Symptome, die er feststellt, entscheiden, welches Heilmittel er wählt. Zum Beispiel Manuelle Therapie oder Krankengymnastik. All das ergibt sich in eine feste Zahl, wie oft der Patient auf dieses Rezept kommen kann. Wenn es sehr gut läuft für die wirtschaftliche Strategie eines physiotherapeutischen Unternehmens, benötigt der Patient noch weitere Rezepte, die er auf Grundlage seiner Diagnose und Symptomatik erhalten kann. Und ruckzuck, hat der Patient die Möglichkeit auf 18 Termine. Gern gewählte Strategie für so manchen raffgierigen Praxisbesitzer, ist es seine Angestellten zu ermutigen, mit dem Patienten in gemeinsamer

Supervision, weitere Rezepte verschreiben zu lassen. Vor allem wenn ein höherklassiges Heilmittel gewählt wird, würde der raffgierige Praxisbesitzer, dem raffgierig gewordenen Angestellten eine Provision bezahlen, da bestimmte Heilmittel mehr Umsatz generieren.

Und was mach ich Idiot? Ich lasse den Patienten insgesamt „nur" dreimal kommen? In meiner Welt ist das dann doch phänomenal. Es kann ebenso eine neue Strategie sein in der Außendarstellung. Und ich meine nicht in Bezug auf Heilversprechen, denn das ist ja verboten, aber mit einem adäquaten wording ist eine erweiterte Werbung definitiv möglich und auch zielführend für jeden Patienten, der diese zukunftweisende Strategie wahrnimmt. Das heißt, die Strategie muss geändert werden. Dafür muss man aber bereit sein und nicht indirekt seine Mitarbeiter des „Klauens" bezichtigen, indem man sagt, dass ein vorher beendetes Rezept so wäre, als ob man aus der Kasse Geld klauen würde. Ich verstehe dieses Argument. Aber nur in Teilen. Ich muss zudem ehrlich sein: Die Praxis war von Anfang an eine Totgeburt. Das Standing der Praxis war bei vielen durch Chiefmaster Kettensäge bekannt und das war eben nicht gut.

Dazu kam die Lage welche ich nach wie vor als indifferent beschreiben würde - eigentlich gut, im Zentrum aber irgendwie doch übersehbar. Die Räumlichkeiten waren eigentlich nett. Vor allem waren sie nach der Sanierung ziemlich nice, aber das hat es nicht rausgerissen. Da muss das Konzept schon ordentlich knallen, damit die Praxis die Korken knallen lassen kann. Ich verstehe, dass bis zu einem gewissen Grad, dass der wirtschaftliche Faktor zählt, vor allem in dem aktuellen System. Dennoch geht die Patientensicherheit vor. Und wer zu all dem nicht auf strategische Ratschläge eingeht, welche die Unternehmensfahrtrichtung nicht beeinträchtigt, sondern eher Zusatzrouten bereithält, der muss eben mit einer oder mehreren Kündigungen rechnen. Auch in einer schweren Zeit wie Corona. Aber das mein lieber Freund, meine Liebe Freundin ist eine andere Geschichte.

This is the End

Entschuldige die vielen Informationen oder Meinungen bezüglich eines Themas, welches du vielleicht gar nicht wirklich gut kennst oder sogar eine ganz andere Meinung hast. Vielleicht hättest du auch gerne mehr Stories gehört, anstatt das fachliche Geplänkel. Ich muss sagen, dass ich nicht DER Therapeut bin, aber ich weiß mittlerweile, worauf es ankommt. Wir benötigen keine Interventionen, die auf der Basis: „Hat mir gutgetan!" oder „Bis jetzt hat es jedem geholfen!" basieren. Wir benötigen Therapien, welche analysiert wurden und demnach auch einen Nutzen nachgesagt wird, vor allem in Sachen langfristig ohne Abhängigkeit. Ich setze mich nach wie vor dafür ein, dass dies auch in der Physiotherapie in Deutschland umgesetzt wird. Meine Möglichkeiten dafür sind maximal begrenzt, denn dafür bin ich nur ein kleines Licht und ebenso keine Koryphäe. Das werde ich auch nicht mehr. Ich lasse mir lieber im Sommer die Beinhaare der Oberschenkelinnenseite im Sommer in kurze Hose von meinem zweijährigen rausreißen, nur um dabei laut zu schreien wie ein kleiner Junge. Ich bin maximal schmerzresistent als Kung Fu Kämpfer. Ich lasse Holzbretter auf meinem Unterarm zerschlagen oder trete und schlage Bretter kaputt, aber das ist schmerztechnisch gesehen meine Zehn. Ein hilfloser Schrei des Schmerzes mitten auf den Mainwiesen. Blockbus…. Du weißt bescheid.

Ach ja. Nun habe ich dieses Buch geschrieben, da es mir einfach ein Bedürfnis war, die ein oder andere Story meines Lebens zu erzählen. Nicht, weil ich mich für sehr wichtig und interessant halte und mich als Selbstdarsteller inszenieren möchte, noch weil ich der Held der Physiotherapie bin. Ich wollte in erster Linie etwas Entertainment generieren und was kann mehr entertainen und dabei authentisch sein als das eigene Leben. Tja, so ist es. Dennoch habe ich ein Fünkchen Hoffnung für die Physiotherapie. Ich möchte, dass sie sich weiterentwickelt, dass Sie sich nicht mehr lediglich als Heilhilfsberuf darstellt. Sie kann mehr! Sie muss nur lernen, wann und wo sie mehr kann. Der Satz: „Wer heilt, hat Recht" ist nämlich insofern kritisch zu betrachten, als dass niemand den Patienten heilen kann. Wenn, dann heilt er sich selbst. Wir bieten ihm die Möglichkeit, die Heilung zu unterstützen oder gar den Weg bis zur abgeschlossenen Heilung. Deswegen komme ich nicht darum zu sagen, dass jeder, der meint „Recht" zu haben, da er angeblich seinen Patienten geheilt hat, wahrscheinlich einer Halluzination unterliegt.

VORSICHT! Jetzt wird es noch einmal wild.

Dieses Wilde therapieren ohne Hinterfragen und das stupide Wiederholen von Interventionen sollte nicht auf dem Rücken der Patienten ausgetragen werden. Sie sind nicht die Versuchskaninchen eines therapeutischen Narzissten, der sich durch stetige Selbstbeweihräuchung darstellt, als derjenige, der jede Erkrankung heilen kann. Es gibt weder ein pauschalisiertes Modell, nach welchem man einen Menschen betrachten kann, noch Formeln, nach denen man ihn therapieren kann. Weder die manuelle Therapie noch die Osteopathie. Weder die Faszientherapie oder sonstiges. Auch wenn sie sich vielleicht als komplexe Wissenschaft darstellen, so beweisen sie bisher nur, dass ihre Begründungen irgendwie logisch klingen, aber ob sie tatsächlich den Anspruch auf Wahrheit gerecht werden könnten, haben sie noch nicht bewiesen. Bewiesen haben sie nur eins: Sie könnten dem Patienten eine Unterstützung sein, doch werden unter falschem Deckmantel als Allheilmittel angepriesen. Selbst wenn sie das nicht täten und ein sinniger Umgang garantiert wäre, hätten sie die Gefahr, dass man sich lieber dieser schnellen, interessant klingenden Strategie hingibt, anstatt auf sich und seine Fähigkeiten zu vertrauen, geschweige denn Maßnahmen, die nachweislich eine spezifische Wirkung haben und tatsächlich etwas bewirken.

Der evidenzbasierten Medizin wird oftmals das Fehlen einer ganzheitlichen Betrachtung oder das Fehlen von Empathie nachgerufen. Dabei ist es gerade ihre Strategie, das ganzheitlich und emphatisch zu betrachten. Man muss sich vor Augen halten, dass man eben nicht einfach einen Knopf drücken oder an eine Faszie ziehen kann, damit das Problem verschwindet oder nachhaltig besser wird. Vielleicht klappt es einmal, zweimal, dreimal. Aber wie oft und wie häufig soll es denn noch klappen? Wäre es denn nicht besser, wenn es nicht mehr klappen muss? Wäre es nicht besser, wenn man eigenverantwortlich eine Lösung ohne externe Hilfe parat hat?

Die Physiotherapie muss weg vom Bild der Knetenden, Onkel und Tanten. Physiotherapie ist so viel mehr. Es geht um Menschen, Bewegung und den Mut zur Veränderung.

Deshalb gilt:

Wer heilt, hat Halluz!

Physiotherapie ist auch nur Massage. Irgendwie.

Impressum

André Hupfer
Sanderstraße 4
97070 Würzburg

mr.andrehupfer@gmail.com

ISBN: 978-3-7693-0329-2

Verantwortlich für den Inhalt gemäß §5 TMG: André Hupfer

Verlag: BoD · Books on Demand GmbH, In de Tarpen 42,
22848 Norderstedt, bod@bod.de
Druck: Libri Plureos GmbH, Friedensallee 273, 22763 Hamburg

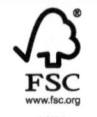